STUDIOS
TALMA

Talma Studios
231, rue Saint-Honoré
F-75001 Paris
www.talmastudios.com
info@talmastudios.com

ISBN : 979-10-96132-29-4
© Tous droits réservés.

Weiming Shi

SE DÉBARRASSER
DE SES DOULEURS

LES GESTES SIMPLES
DE LA MÉTHODE TAO

STUDIOS
TALMA

Remerciements

à Delphine Shi, pour son soutien indéfectible,
à Nancy Gomez, Angelina Cai et Olivia Moran Jurado, pour leur contribution précieuse.

Présentation

De culture taoïste, Weiming Shi pratique depuis longtemps les gestes simples de cet enseignement ancestral qu'il partage avec générosité et humilité pour soulager de nombreuses situations douloureuses allant de la migraine ou de la sinusite au blocage du dos ou d'un bras, de l'impossibilité de marcher à une douleur chronique de la hanche...

C'est donc naturellement qu'est née l'idée de ce livre, avec l'objectif que les lecteurs et les lectrices puissent apprendre à se débarrasser de leurs douleurs ou, au minimum, à les atténuer dans le plus grand nombre de cas possible (hors blessure). Les exercices proposés sont simples, afin qu'ils puissent être reproduits par toutes et tous. Pour en avoir testé plusieurs déjà avant la préparation de ce livre, incontestablement, la méthode fonctionne. Les résultats sont même parfois étonnants.

À chacun(e) maintenant d'utiliser ces pratiques issues de la médecine traditionnelle chinoise millénaire pour commencer à se débarrasser de ses douleurs.

Patrick Pasin
Éditeur

Ancien traité chinois de médecine expliquant la prise du pouls

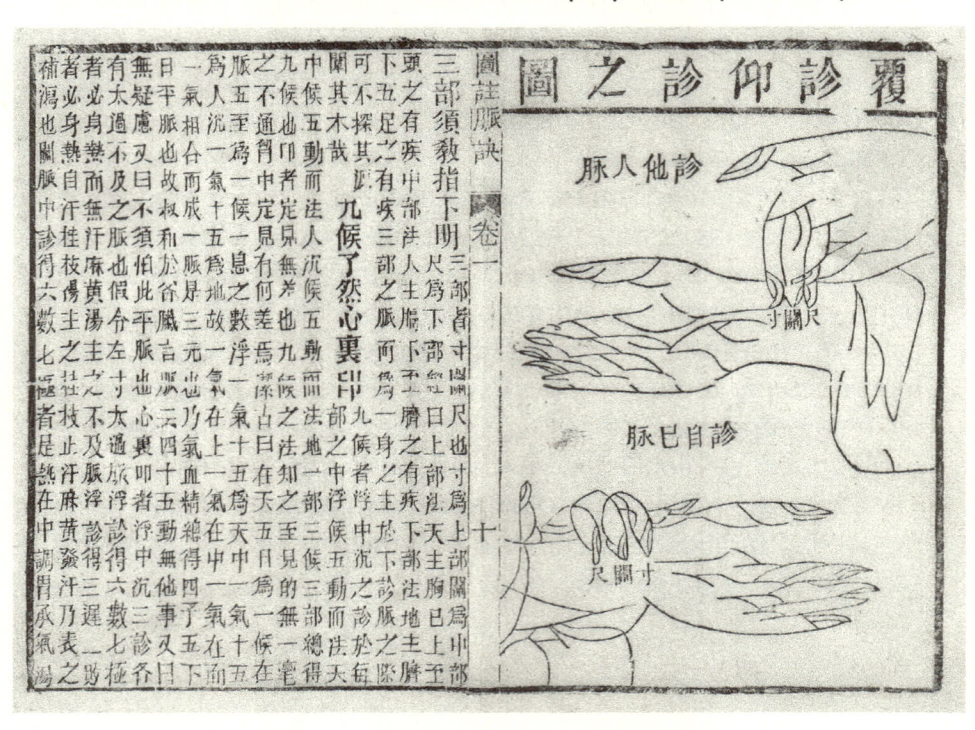

Source : Wellcome Images / Wikimedia Commons

Introduction

Ce que propose ce livre est de vous aider, amis lecteurs et lectrices, à soulager vos douleurs en cas d'urgence, voire de vous en débarrasser en fonction des situations. Il s'agit cependant de bien-être : cette méthode ne peut remplacer l'intervention des médecins et des professionnels de la santé. Il est d'ailleurs important de les consulter, notamment lorsque les symptômes persistent.

Ce premier volume de *Se débarrasser de ses douleurs* ne traite pas des causes des douleurs, qui seront présentées dans le prochain ouvrage. Il n'aborde pas non plus les douleurs liées aux fractures et autres formes de blessures – les exercices proposés dans ces pages ne doivent pas être pratiqués sur les zones de traumatisme, d'hématomes et de saignement.

Parce que nous sommes tous différents, nous réagissons différemment face à la douleur. De même, les techniques ci-dessous peuvent s'avérer plus efficaces pour certaines personnes et moins pour d'autres, notamment si elles ont subi une intervention chirurgicale. En effet, le résultat dépend de la sensibilité, du corps, des habitudes ou encore du mode de vie.

Si vous ne ressentez aucune amélioration à la suite de ces exercices, écrivez-moi à l'adresse de mon éditeur, racontez-moi votre histoire et votre expérience. Vous pouvez aussi partager vos résultats positifs.

Cinq remarques préliminaires

En français est utilisée la notion de « point d'acupuncture », qui correspond en fait à une erreur de compréhension et de traduction, car le mot chinois original signifie « puits ». La différence peut sembler mineure, elle est pourtant fondamentale. En effet, l'action et l'effet ne se produisent pas seulement en surface, mais en profondeur, ce qui correspond à la notion de puits. La médecine traditionnelle chinoise obtiendrait d'ailleurs peu de résultat si elle se contentait d'agir seulement à la surface de la peau. Néanmoins, pour faciliter la compréhension, nous conservons la notion de « point ».

Malgré nos indications et les photos du livre, peut-être ne trouverez-vous pas immédiatement le point à masser, surtout au début. Persévérez, vous y arriverez, ne serait-ce que par les résultats que vous constaterez progressivement.

Ne pas masser en priorité l'endroit où l'on souffre, car cela peut provoquer au final davantage de douleur sans probablement régler le problème. En effet, le point sur lequel agir efficacement se trouve généralement en un autre endroit du corps.

La pression à exercer sur chaque point que nous montrons dans ces pages varie entre la force nécessaire pour tenir une bouteille d'eau d'un litre avec deux doigts et au-delà. Sauf si le contraire est indiqué dans l'exercice, il n'est pas nécessaire d'appuyer plus fort.

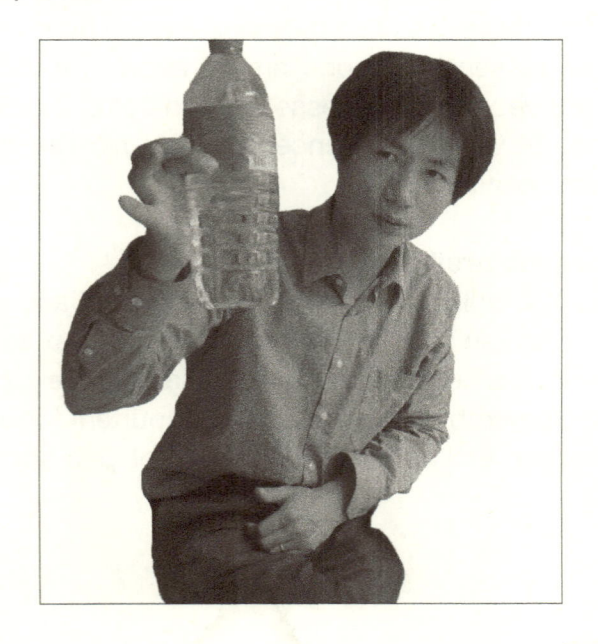

La dernière remarque n'est pas la moins importante. Après s'être débarrassé de ses douleurs, l'usage de l'eau froide est interdit pendant vingt-quatre heures minimum, que ce soit sous forme de boisson, de douche ou même consommer de la glace ou se mettre des glaçons sur le visage. La conséquence serait de « geler » la circulation, et les douleurs reviendraient. En revanche, l'eau à température ambiante ne posera pas de problème.

1. Pourquoi souffrons-nous ?
Avant toutes choses, il faut comprendre l'utilité de la douleur, qui est un mal nécessaire. En effet, elle est un système programmé pour protéger notre corps et notre santé. Si nous ne la ressentions plus, la moindre tâche quotidienne deviendrait dangereuse. Prenons un exemple : nous cuisinons pour le dîner et nous nous coupons légèrement le doigt en épluchant des légumes. La douleur nous permet de réagir immédiatement, par réflexe, et de stopper net notre geste afin d'éviter une coupure plus profonde. Le signal d'alarme que constitue la douleur nous aide à nous éloigner de ce qui est dangereux et à rester vigilant. Chez les enfants, elle leur permet d'apprendre la notion de danger et à ne pas reproduire les mêmes erreurs.

    La douleur constitue également un formidable outil pour réclamer des soins. Notre corps lui-même s'avère, en effet, un excellent conseiller, du moins, si notre circulation générale (sang, énergie…) est bonne – nous reviendrons sur ce point ultérieurement.

2. Les douleurs inconnues
Trois quarts des Français déclarent avoir eu mal au dos au moins une fois dans leur vie, sans parler des douleurs dans les

autres parties du corps (hors blessures et fractures). Il arrive que la cause demeure inconnue malgré les radios, les scanners et autres examens modernes, qui ne montrent rien d'anormal. Certains médecins en concluent que l'origine de la douleur doit se trouver dans « la tête », qu'elle n'est pas réelle mais plutôt d'ordre psychosomatique.

En conséquence, des personnes continuent de souffrir depuis des années, parfois même des dizaines d'années. Il ne leur reste alors que la solution des antidouleurs, qui permettent de passer les épisodes les plus douloureux. Cependant, la douleur, devenue chronique, revient toujours après que les effets du médicament se sont estompés.

3. Une alternative aux médicaments

La méthode du Tao, en chinois « Dao-Yi », est sans doute l'une des médecines les plus anciennes et efficaces utilisées par l'humanité. Elle est à l'origine de la médecine traditionnelle chinoise, à la fois une médecine pratique et une médecine philosophique. Le symbole du yin et du yang taoïste représente la circulation sans interruption du yin et du yang.

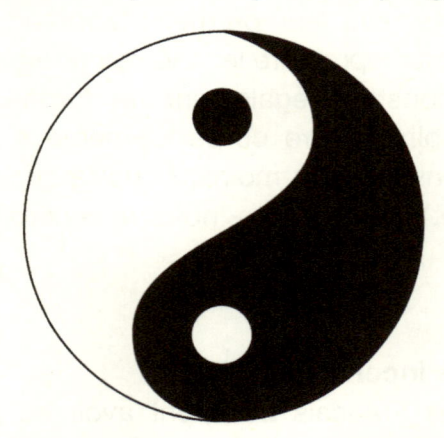

Source de l'image : ID 11789459 © Maor Glam | Dreamstime.com

Le yin dans notre corps est physique. Ainsi, le sang est de nature yin. Nous pouvons le voir et le toucher, la science peut le mesurer.

Le yang, quant à lui, est invisible. Il se présente sous la forme du « Qi », une énergie vitale que l'on ne peut ni voir ni toucher. En conséquence, prouver son existence s'avère difficile, voire impossible, en raison de sa nature même. Pourtant, les points d'acupuncture sont liés aux méridiens, qui sont eux-mêmes emplis par le Qi en circulation constante dès l'instant 0 de notre vie.

Les scientifiques, en particulier, restent sceptiques quant à l'efficacité réelle de la médecine chinoise, car aucune preuve n'a encore pu être fournie pour la valider, bien qu'elle guérisse depuis des millénaires toutes personnes et maladies différentes.

4. Comment peut-on se débarrasser de ses douleurs, ou soigner le Qi ?

Comme expliqué précédemment, il se peut que la douleur que l'on ressent ne trouve pas de cause physique visible, à la manière d'un bug informatique qui, insidieusement, altère le fonctionnement interne d'un ordinateur sans laisser de trace visible.

Autrement dit, à la différence d'une fracture, qui est une blessure visible que l'on ne peut guérir sans convalescence et soins appropriés, cet autre type de douleur, cette gêne aigüe que l'on ressent dans le corps comme si l'on était coincé, bloqué, peut disparaître rapidement sans la consommation de médicaments, grâce à la méthode simplifiée que nous introduisons dans ces pages.

En résumé, elle consiste à débloquer la circulation d'énergie et de flux au sein du corps. Prenons l'image où la douleur constituerait un appel d'urgence signalant un incendie. Une fois les pompiers prévenus, ils interviennent. Cependant, si la route pour se rendre sur les lieux du sinistre est bloquée, à cause, par exemple, de notre mauvaise alimentation, même les meilleurs pompiers du monde ne serviront à rien. C'est pourquoi il est parfois nécessaire de libérer notre corps d'un éventuel blocage, en relançant la circulation de notre énergie, le Qi, grâce à la méthode du Tao. Cela permet au corps de s'autoguérir, en tout cas de se débarrasser de ses douleurs. Une fois la guérison enclenchée, le feu maîtrisé, il s'ensuit un processus de nettoyage et de reconstruction.

Ces douleurs, parfois inexpliquées pour les Occidentaux, sont, en général, soignées plutôt facilement par la médecine traditionnelle chinoise, avec une ou plusieurs des méthodes suivantes : acupuncture, moxibustion[1], massage Tui Na[2], ventouses, Dian Xue « manupuncture »[3].

Il suffit parfois de quelques minutes pour remédier au mal, sans prise de médicament, en influençant la circulation du sang et du Qi. C'est ainsi que la médecine chinoise montre les liens existant entre les points d'acupuncture, les méridiens et notre santé, ce qui prouve indirectement la réalité du Qi.

---

1. « La moxibustion est une technique de stimulation par la chaleur de points d'acupuncture. Le moxa est l'objet chauffant qui permet cette stimulation. Il est originellement sous forme de cigare composé d'une armoise de l'espèce Artemisia argyi. » Source : https://fr.wikipedia.org/wiki/Moxibustion.
2. « Le massage Tui Na est une spécificité chinoise qui prend en compte les méridiens et les points d'acupuncture du corps, il fait partie de la Médecine Traditionnelle Chinoise (MTC). Tui Na est un mot signifiant pousser (tui - 推) et saisir (na - 拿), techniques et manœuvres qui, soit dispersent les « blocages énergétiques », soit stimulent ou tonifient l'« énergie ». Il agirait sur les zones réflexes pour tonifier et stimuler l'organisme et l'esprit. Son objectif est de faire circuler et rééquilibrer les énergies.
Le TuiNa aurait été créé vers 1300 av. J.-C. au centre de la Chine, dans l'ancienne capitale de Chine, à Luoyang (Henan). » Source : https://fr.wikipedia.org/wiki/An_Mo_/_Tui_Na.
3. Art de presser les points vitaux.

Précisons toutefois que le Qi ne soigne pas. Il est seulement possible, grâce à lui, de rediriger notre énergie, ou de la fluidifier, la relancer. C'est, néanmoins, la base fondamentale, que nous présentons dans les pages suivantes, afin de nous débarrasser de nos douleurs, en débutant par le haut du corps.

Points d'acupuncture (illustration de 1591)

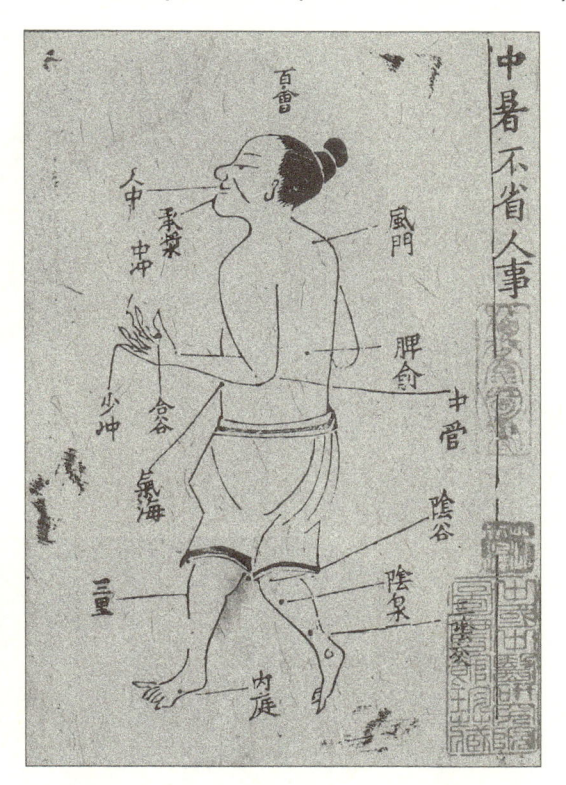

Source : Wellcome Images / Wikimedia Commons

Les migraines

Commençons par les migraines, ces maux de tête persistants qui nous réveillent la nuit, nous distraient de notre travail, devenant parfois insupportables au point de nous taper la tête contre les murs.

Afin de les soulager, il faut d'abord trouver les points d'acupuncture qui se trouvent sur le côté de la tête, à deux doigts au-dessus des oreilles.

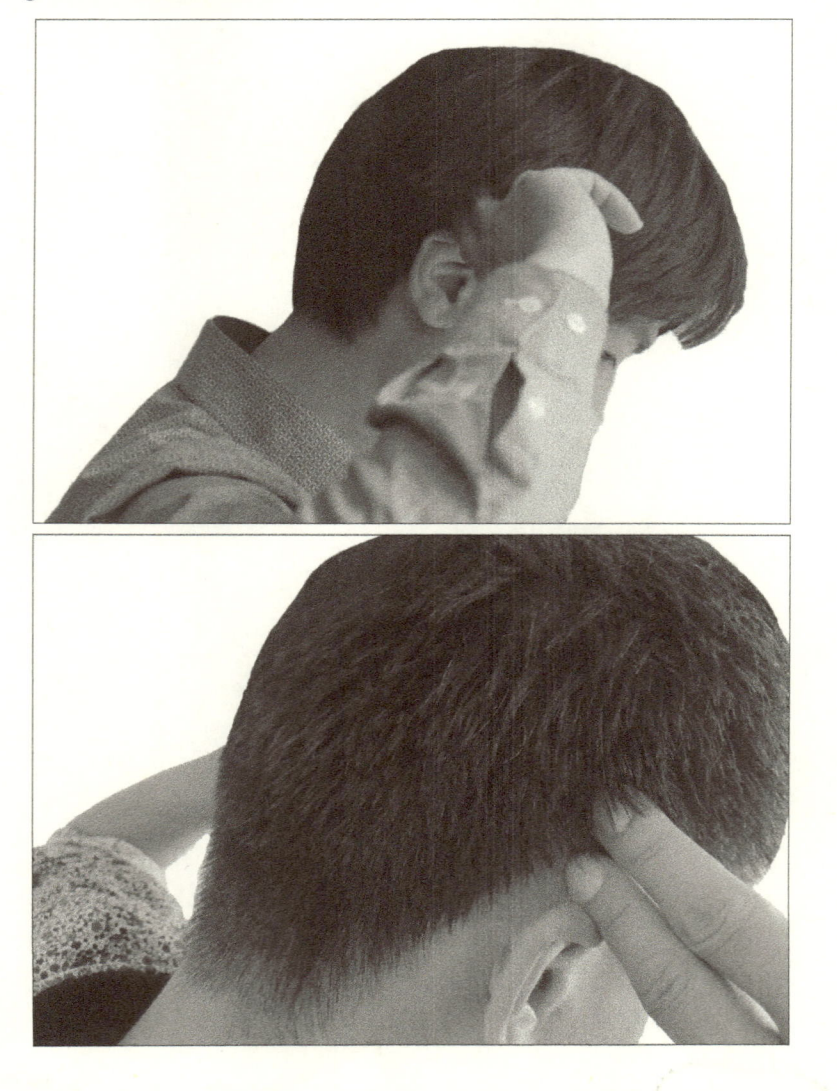

Ensuite, massez-les de chaque côté de la tête durant une minute environ, tout en ouvrant et en fermant la bouche dans un mouvement régulier des mâchoires, comme si vous mastiquiez lentement.

Il est effectivement important de mastiquer durant l'exercice pour permettre à votre corps de mobiliser la pression nécessaire afin de débloquer votre circulation, donc de mieux faire circuler le Qi. Le massage seul ne suffit pas en soi, il ne fait que pousser votre corps dans la bonne direction.

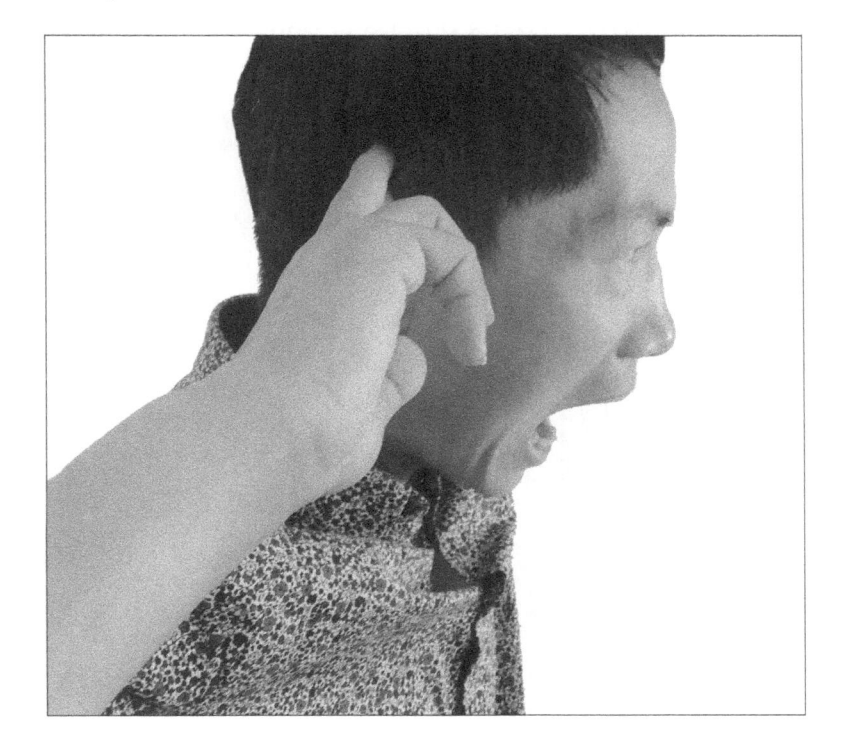

Remarque : Faire bouger les mâchoires est indispensable dans tous les exercices pour traiter les douleurs liées à la tête présentés dans les pages suivantes.

Il n'est pas indispensable de masser le point avec une grande précision, car masser la zone qui l'entoure peut suffire. Si vous souhaitez être plus précis, dans ce cas cherchez petit à petit, en appuyant doucement. La zone sera plus douloureuse au toucher que les autres, car ce sera ici que se trouve le blocage probablement cause de votre migraine. Autre indice, le point à masser bouge lorsque vous mâchez.

Il est conseillé d'ajouter en même temps une pression sur les points d'acupuncture au niveau du muscle de la mâchoire, comme le montrent les deux photos ci-dessous.

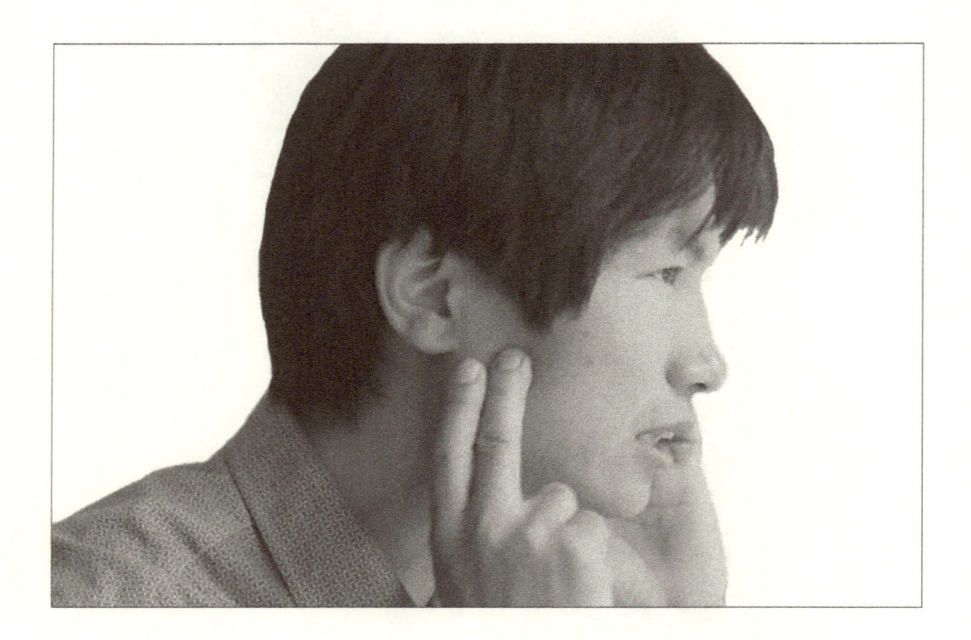

Manipulation simultanée des deux points, tout en ouvrant et fermant la bouche :

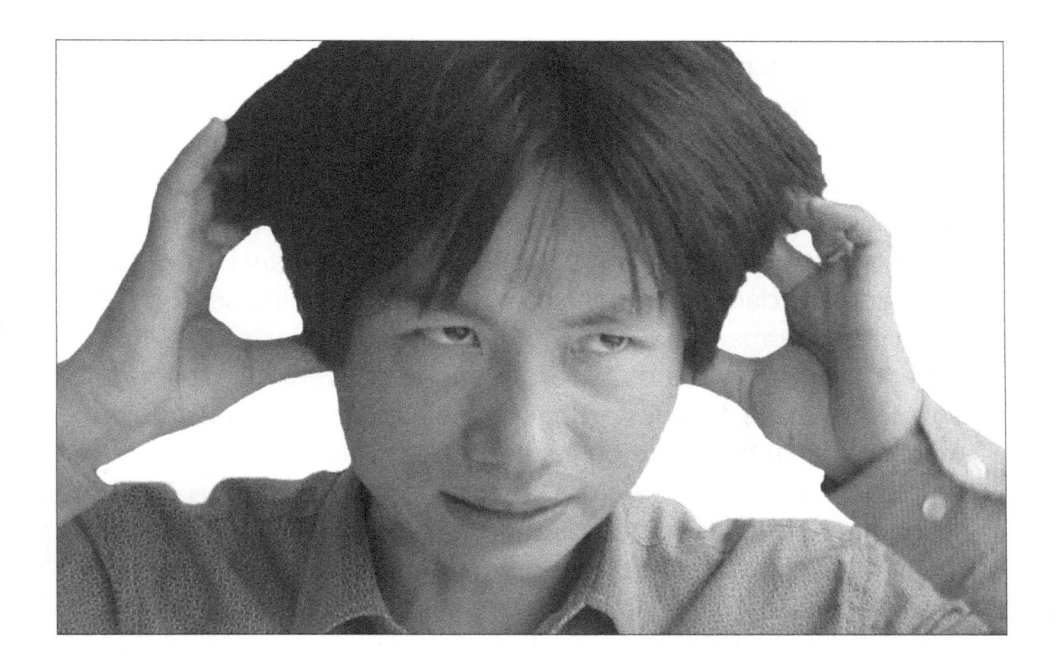

Les migraines menstruelles

Chez les femmes, les migraines sont généralement liées au cycle menstruel.

Dans ce cas particulier, il est recommandé de chauffer la zone basse du ventre (cf. photos en page suivante) durant dix minutes, au moyen, de préférence, d'une bouillotte, voire de serviettes chaudes ou d'une ceinture chauffante que l'on peut acheter dans les magasins de médecine chinoise et dans certaines pharmacies.

Il est aussi possible d'utiliser un sèche-cheveux. Cependant, en raison de sa très forte chaleur, cet appareil s'avère moins efficace que la bouillotte ou les serviettes chaudes.

Une fois la zone du ventre bien au chaud ou après l'avoir réchauffée comme indiqué ci-dessus, procédez aux massages crâniens décrits dans les pages précédentes pour le soulagement des migraines.

Le plus important est de chauffer la zone plutôt que des points précis. Voici la localisation de la zone à chauffer :

Chauffez de part et d'autre du nombril jusqu'à environ deux doigts de chaque côté.

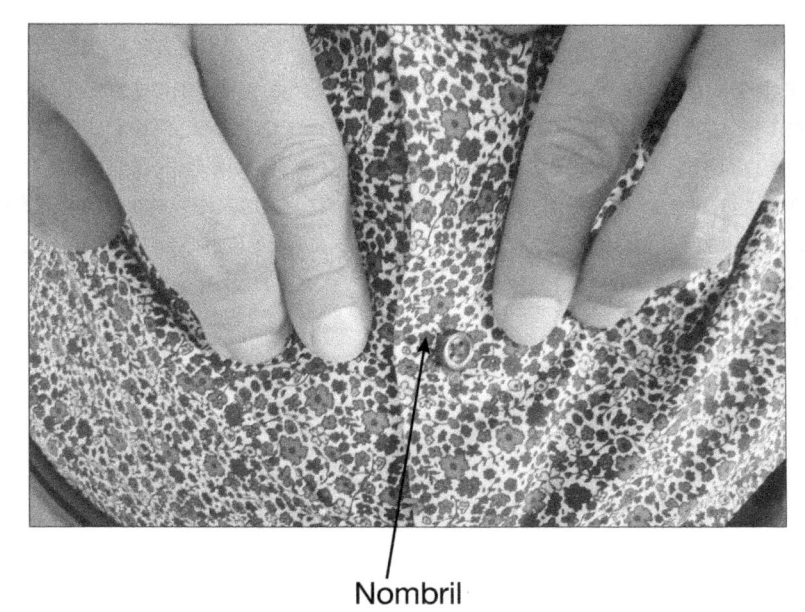

Nombril

Chauffez également jusqu'à quatre doigts en dessous du nombril (il n'est pas utile de chauffer au-dessus du nombril).

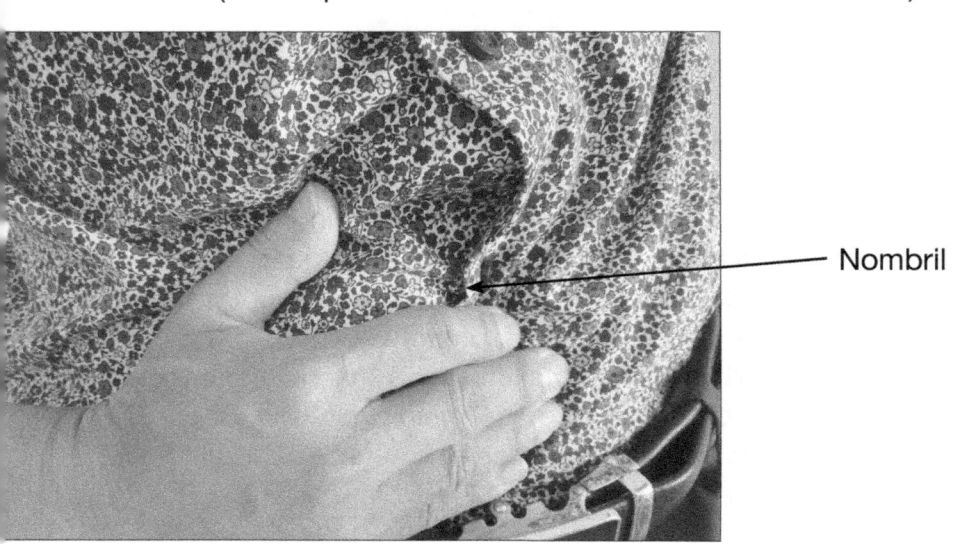

Nombril

Les maux de tête
La zone du front et des tempes

Ce type de douleur est souvent lié à une mauvaise respiration. C'est le cas, par exemple, lorsque le nez est bouché.

Les points de pression associés à ces maux se trouvent dans le prolongement du nez, un peu au-dessus des sourcils. Vous devriez sentir de petits creux, ainsi que la source de la douleur, en appuyant. C'est là qu'il faut masser délicatement, durant une minute.

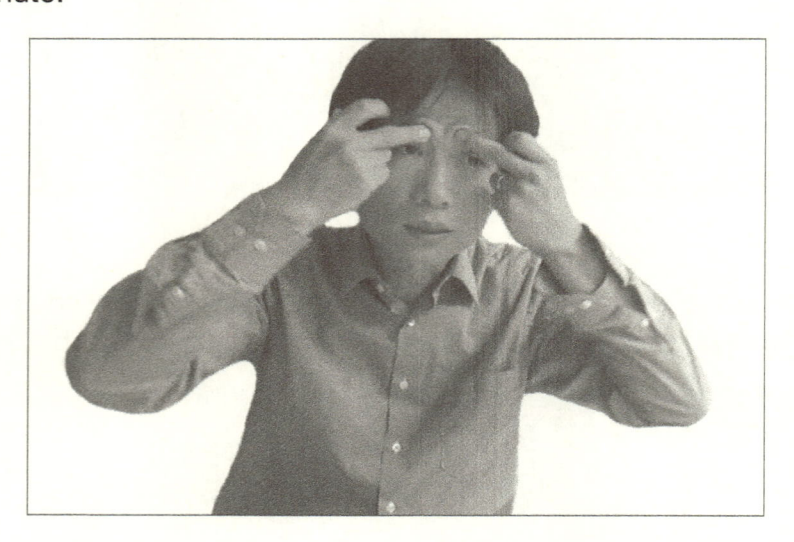

S'il vous est possible d'ajouter les deux points de pression présentés pour traiter les migraines, le massage sera encore plus efficace. Vous pouvez masser les deux zones en même temps, sinon l'une après l'autre (cf. photo suivante).

Ne pas oublier d'activer au maximum les mâchoires, car cela permet d'ajouter de l'énergie et de mieux faire circuler le Qi, comme pour tous les exercices liés à la tête, ainsi qu'indiqué ci-dessus.

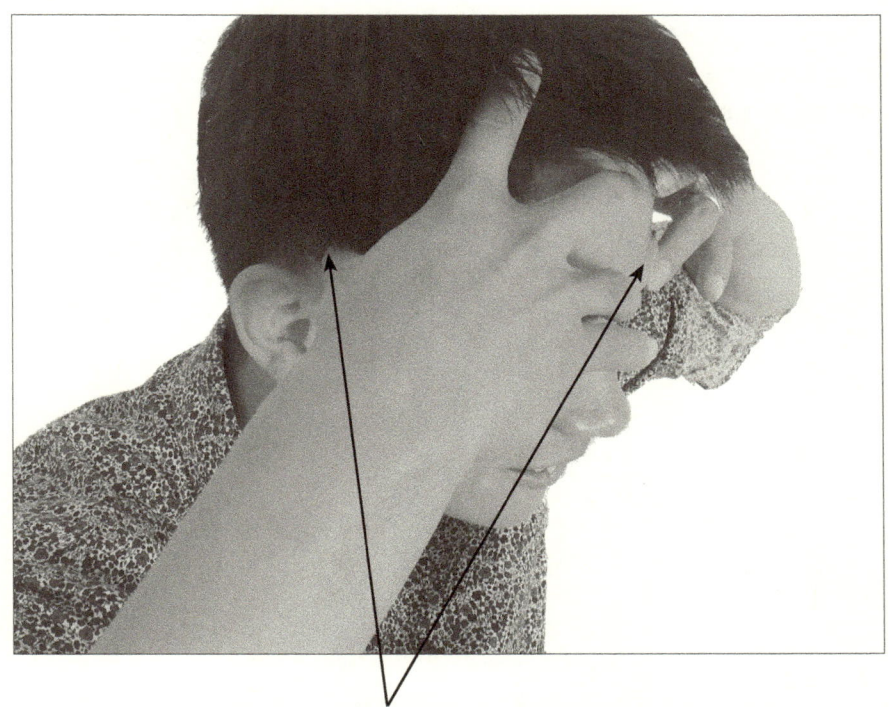

Pression sur les deux zones en même temps.

Parfois, il suffit de passer le sèche-cheveux (fonction chaude) pendant au moins une à deux minutes sur la zone pour se débarrasser de ces douleurs.

Les vertiges, la tête qui tourne

Il est possible de corriger les vertiges en massant fermement le point juste sous le nez, à l'aide d'un seul doigt, jusqu'à ce que vous vous sentiez mieux.

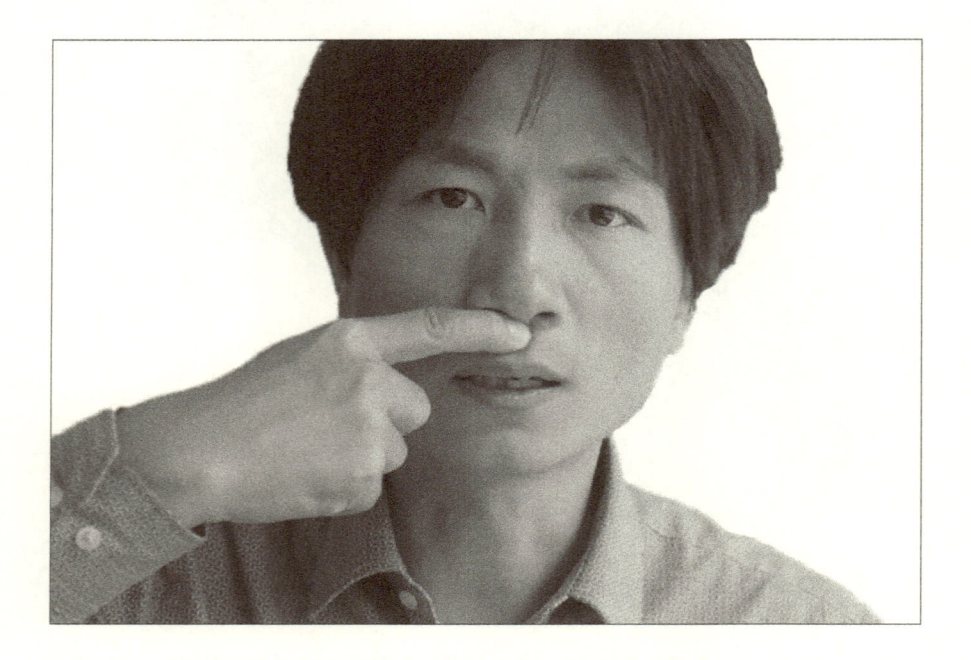

Vous pouvez aussi masser les deux « points du Soleil », c'est-à-dire au niveau du creux de vos tempes, comme le montre la photo suivante :

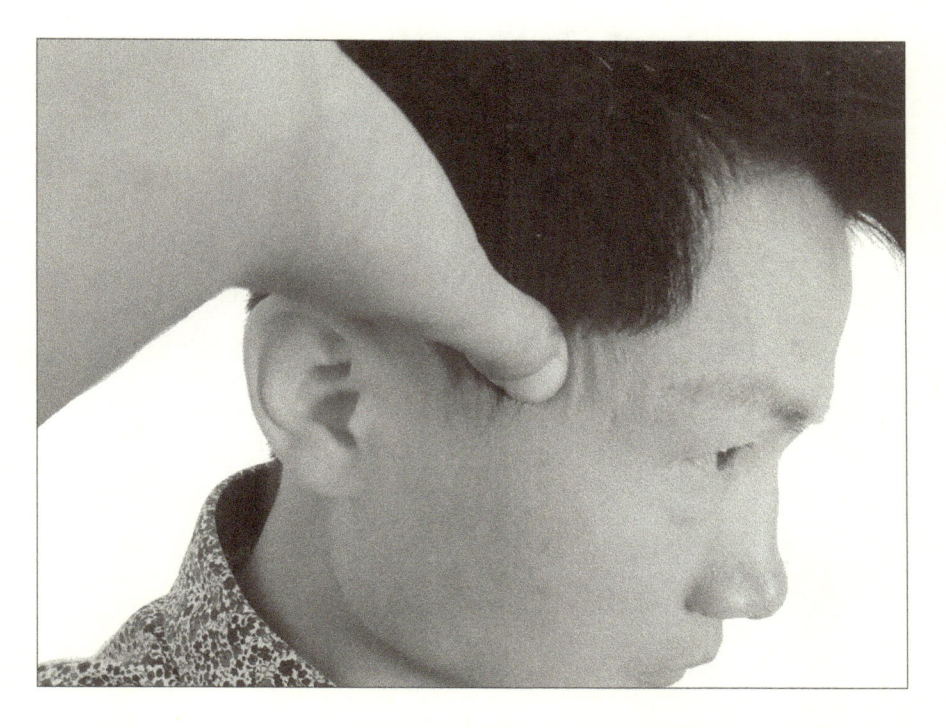

Il est également possible d'aider les personnes ayant des vertiges, voire ayant perdu connaissance, en réchauffant et en massant à l'aide d'un sèche-cheveux la zone la plus haute du crâne, ce qui permet de relancer la circulation (sanguine, Qi…) dans la tête (cf. photo en page suivante).

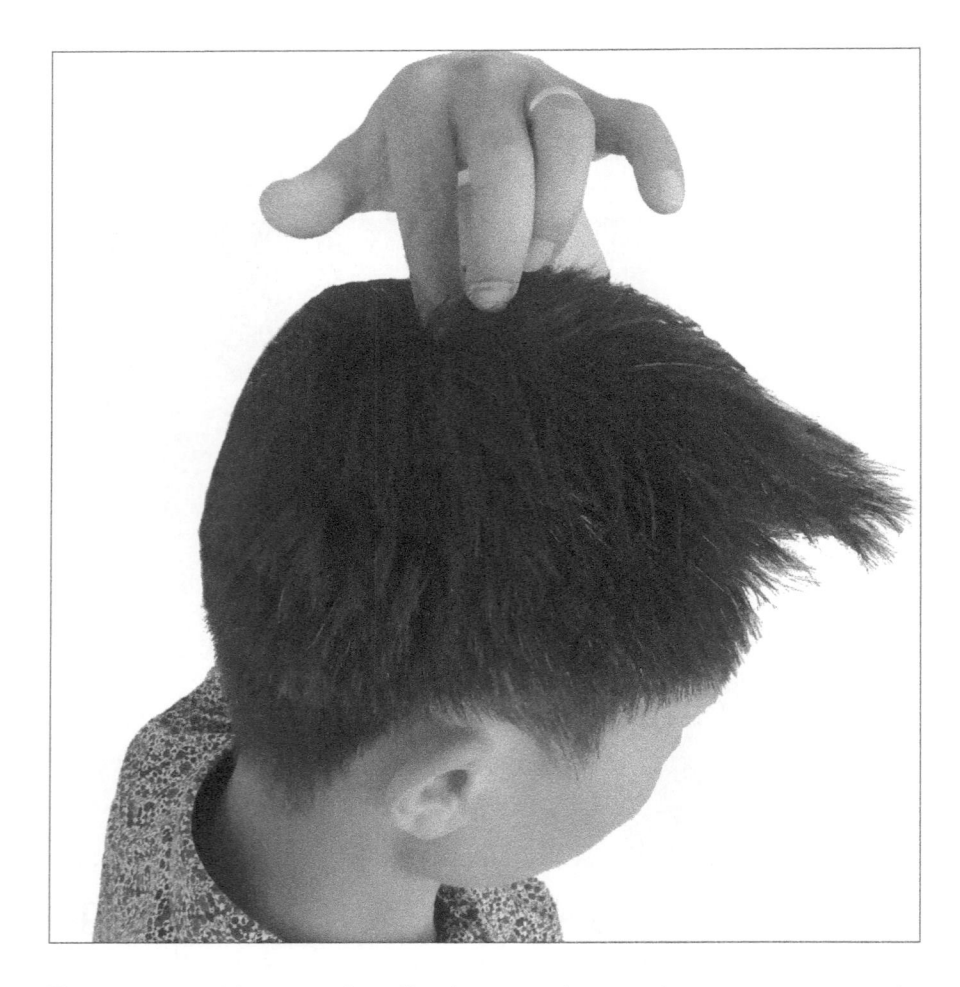

Remarque : Ne pas chauffer la zone haute du crane en cas de forte chaleur ou de canicule, surtout si la personne a perdu connaissance à la suite d'une insolation. En revanche, le massage reste conseillé en pareille situation.

Les yeux

Il est également possible de soulager les douleurs oculaires. Toutefois, comme il s'agit d'un organe délicat et complexe, il est préférable de consulter un professionnel de santé sans tarder si le problème persiste. Même si cela fait du bien de masser les deux yeux, traitez en priorité le côté où vous ressentez la douleur.

Pour cela, massez l'arrière de votre crâne au même niveau que les yeux.

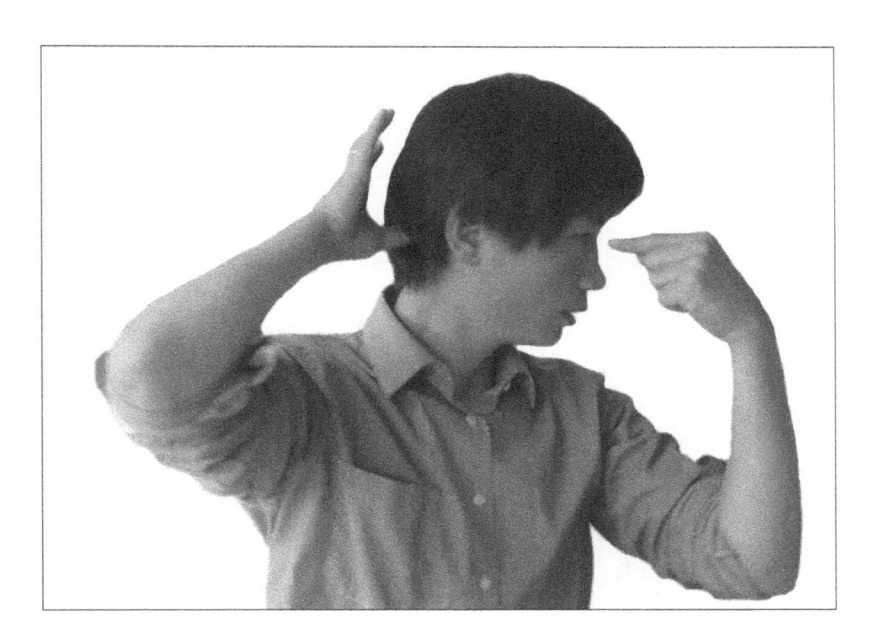

Voici les points du crâne à masser :

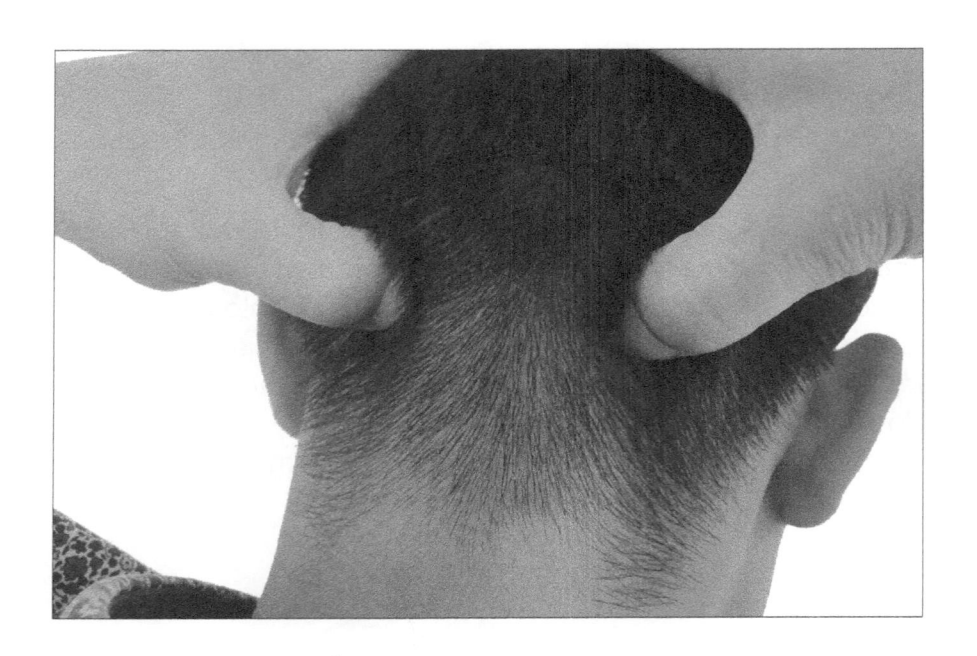

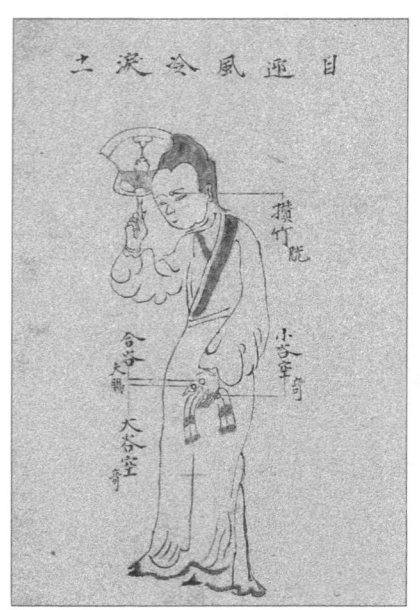

Point ophtalmique pour la moxibustion
Source : Wellcome Images / Wikimedia Commons

Le nez bouché ou qui coule

Il est possible que certains maux de tête, particulièrement au niveau du front et des tempes, soient liés au blocage des sinus comme expliqué précédemment. Si le massage des points au-dessus du nez (cf. *Les maux de tête*) ne suffit pas, il faut réchauffer la zone à l'aide d'un sèche-cheveux ou d'un autre moyen (par exemple, la moxibustion, mais à ne pas pratiquer soi-même, il vaut mieux consulter un spécialiste pour ne pas se brûler), afin de libérer les sinus.

Réglez votre sèche-cheveux sur la chaleur moyenne (ni la maximum ni la minimum), mettez-le en marche, puis placez-le devant votre nez, en inspirant profondément l'air chaud par le nez durant une seconde.

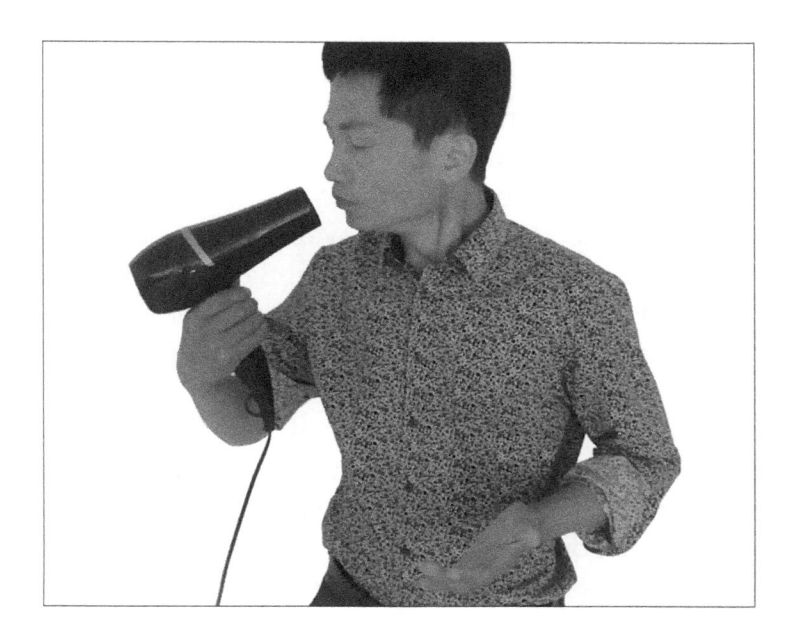

Puis expirez par la bouche, **en écartant le sèche-cheveux, afin d'éviter les brûlures.**

Note : afin de montrer comment pratiquer, nous avons réalisé des vidéos simples pour quatre exercices de ce livre, dont celui-ci. Vous pouvez y accéder de plusieurs façons :
– via notre site www.talmastudios.com, à la page du livre ;
– directement par YouTube, en tapant « Weiming Shi 1 » ou l'adresse https://youtu.be/M1yd2Dmg4vg ;
– ou grâce à votre smartphone et le code QR suivant :

Répéter l'opération une dizaine de fois suffit généralement à régler le problème. Ne pas oublier de se munir de mouchoirs pour se dégager au fur et à mesure.

Si cela ne fonctionne pas, vous avez donc toujours mal à la tête et/ou votre nez est encore bouché. Sachez que cela arrive dans 10 % environ des cas. L'explication est sans doute à aller chercher du côté de... vos pieds, car ils sont alors probablement gelés par le froid hivernal.

En effet, il faut garder à l'esprit que tout est lié et doit se travailler ensemble. Vous devez donc commencer par réchauffer vos pieds, en suivant la méthode de votre choix, afin de libérer l'ensemble des zones bloquées au niveau du front. Ensuite, reprenez le processus décrit ci-dessus pour réchauffer le nez.

Les oreilles et les acouphènes

Les douleurs dans les oreilles sont des maux fréquents que l'on peut atténuer souvent rapidement, mais si une infection en est la cause, il est alors indispensable de consulter un professionnel de la santé. De même, pour les acouphènes, les exercices peuvent soulager temporairement mais ne les fera pas disparaître définitivement (nous y reviendrons dans le prochain livre).

Attention, la pression exercée peut être douloureuse mais, encore une fois, cela signifie que vous êtes au bon endroit pour vous libérer de cette douleur.

Le premier point se trouve sous le lobe de l'oreille, de chaque côté du visage, comme indiqué ci-dessous.

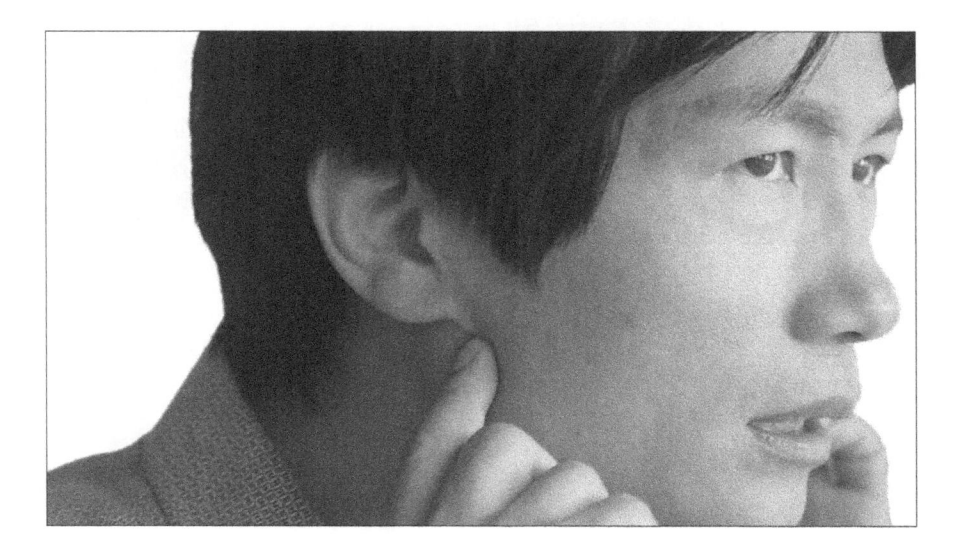

Le second est plus difficile à localiser, il est situé derrière l'oreille. Lorsque vous l'avez trouvé, commencez à masser les deux points de chaque côté du visage.

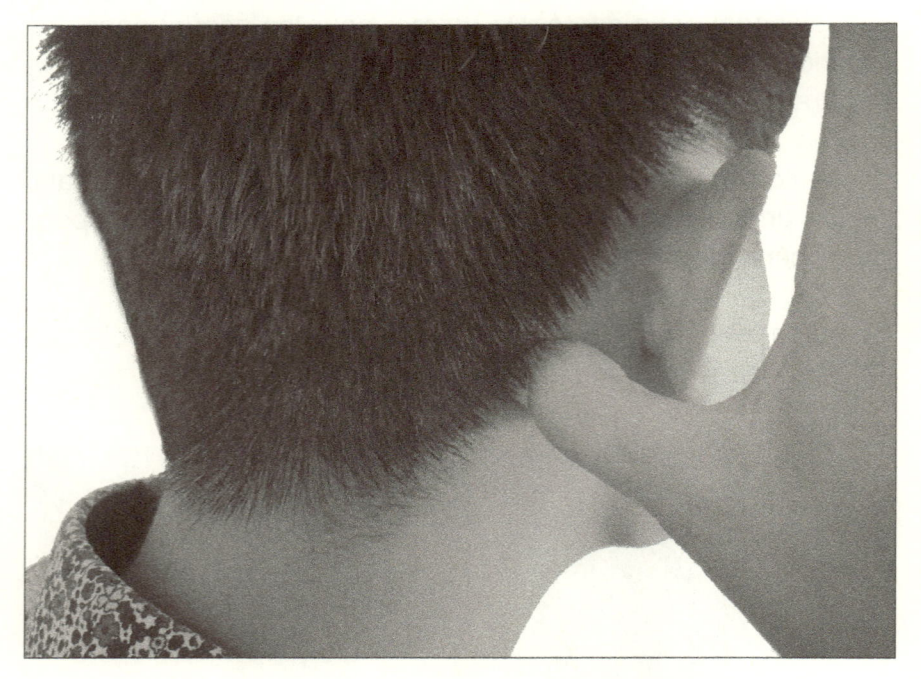

Les dents

Cette méthode ne peut éliminer l'infection ou la cause de votre douleur sur le long terme, elle sert uniquement à vous soulager durant une courte période. Il s'agit donc d'une technique d'urgence, qui vous permet de supporter votre mal en attendant de vous rendre chez le chirurgien-dentiste.

Pour soulager vos maux de dents, il faut faire pression, assez fort, sur les points de l'articulation mandibulaire, soit la partie la plus en mouvement au cours de la mastication.
Pour la trouver, serrez les mâchoires ou mastiquez.
De nouveau, ne pas oublier de faire fonctionner les mâchoires pendant l'exercice.
Ce point est très proche des points de pression utilisés pour soulager les douleurs d'oreille et les migraines. Les masser aussi peut s'avérer efficace, car les deux zones travaillent ensemble.

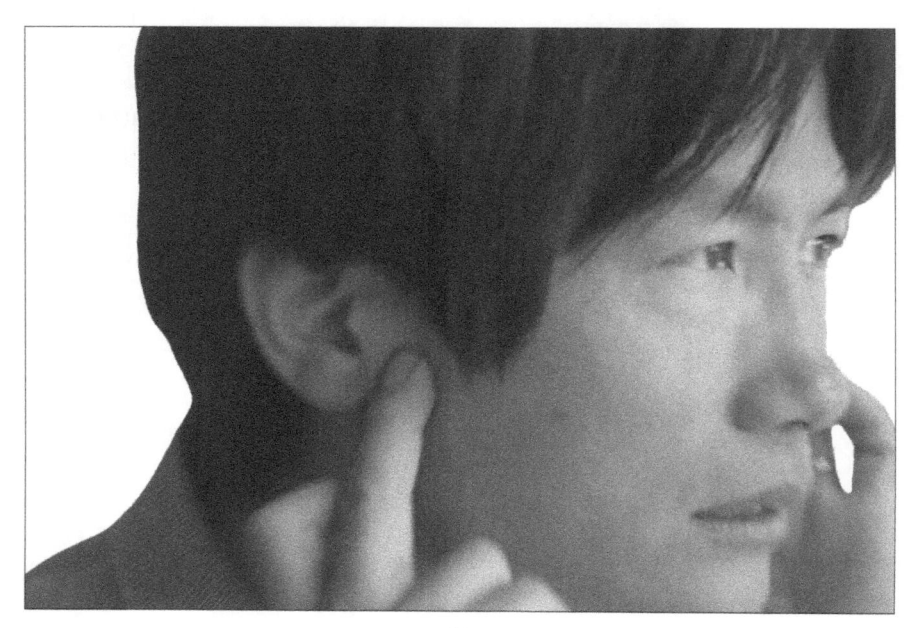

Pratiquez en même temps une seconde pression sur deux points précis sous la mâchoire. Pour les trouver, suivez la ligne de votre mâchoire depuis l'oreille en allant vers le menton, jusqu'à ressentir un léger creux, proche du point de départ.

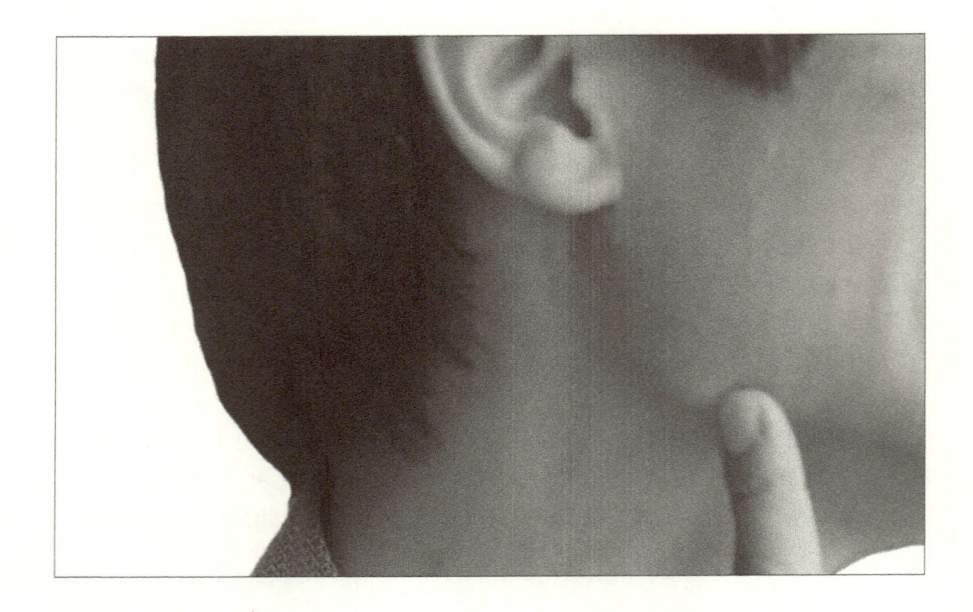

C'est ici, à l'intérieur de l'os de la mâchoire, au niveau de ce creux, qu'il faudra exercer la pression :

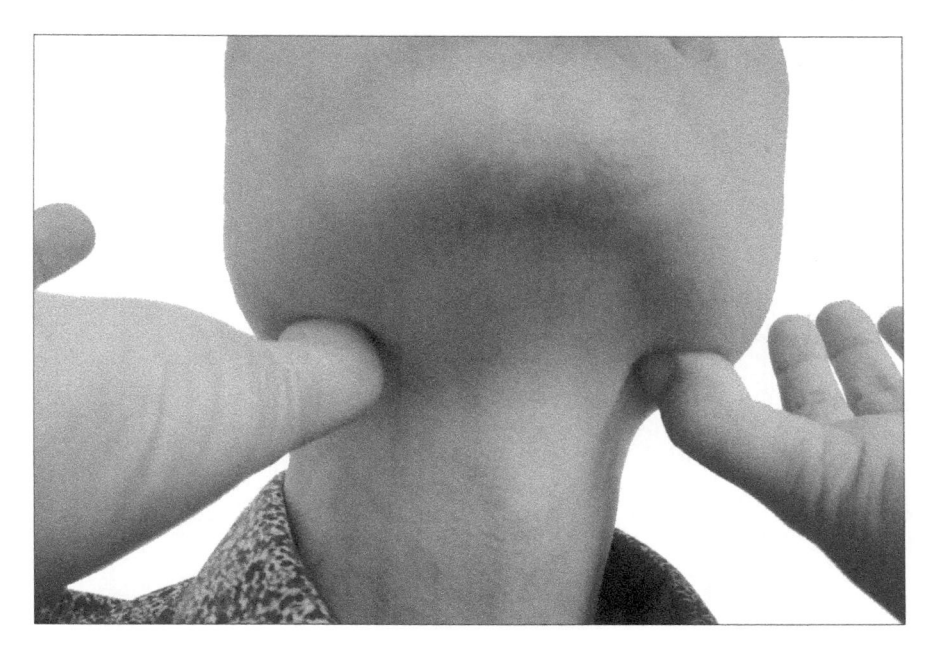

Les quatre points sont donc localisés :

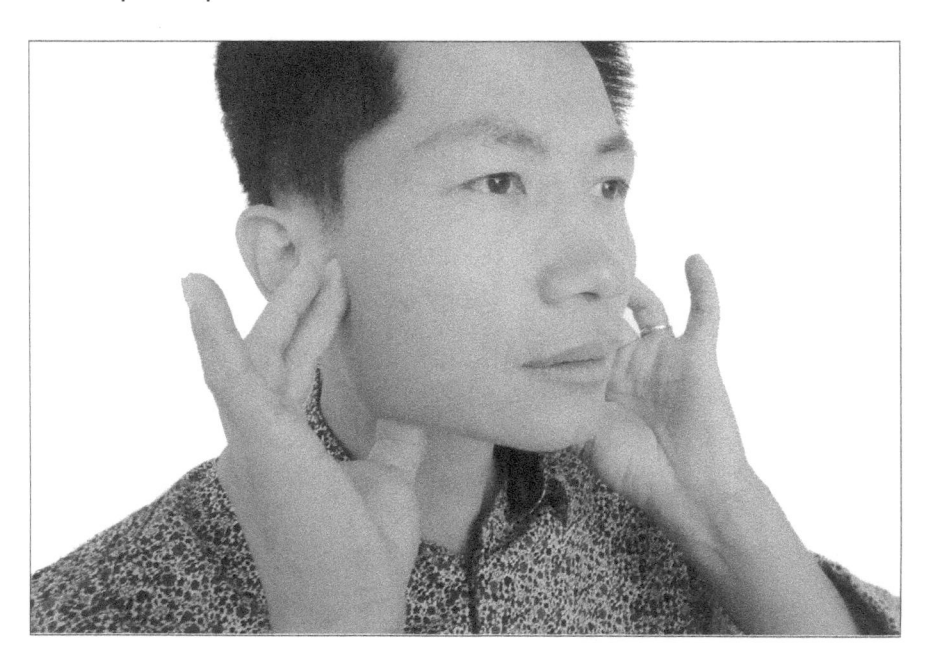

Maintenez la pression sur ces quatre points simultanément de chaque côté du visage pendant deux à trois minutes, tout en mâchant pour soulager vos maux.

Points d'acupuncture (illustration de 1869)

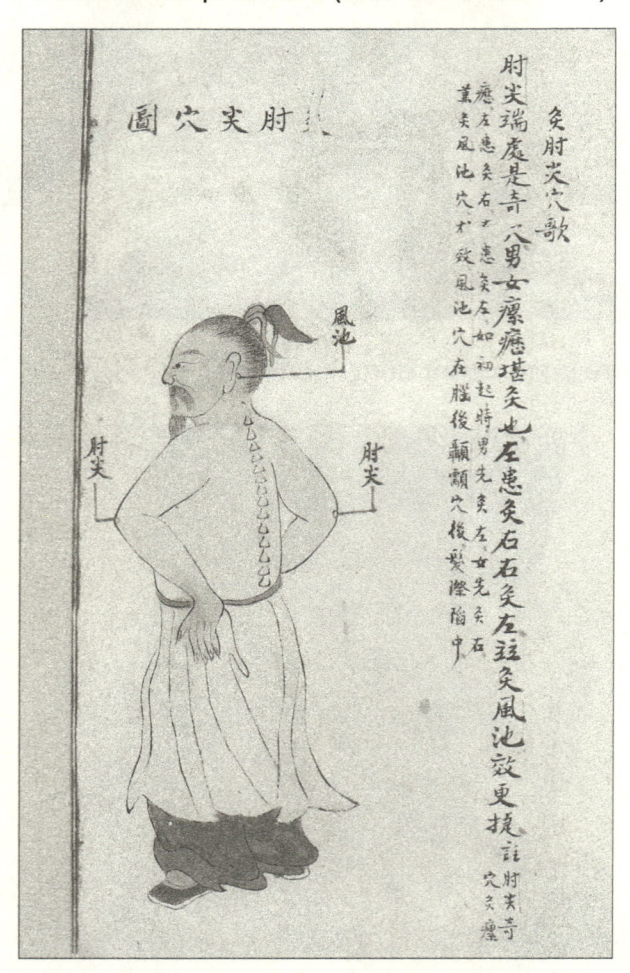

Source : Wellcome Images / Wikimedia Commons

Les maux de gorge

Les maux de gorge dus à une forte toux peuvent être apaisés en massant le point de pression sur l'extérieur de votre pouce à quelques millimètres de la naissance de l'ongle. Nous préconisons l'usage, par exemple, d'un crayon à papier plutôt que des doigts, car la pression sera plus précise et efficace.

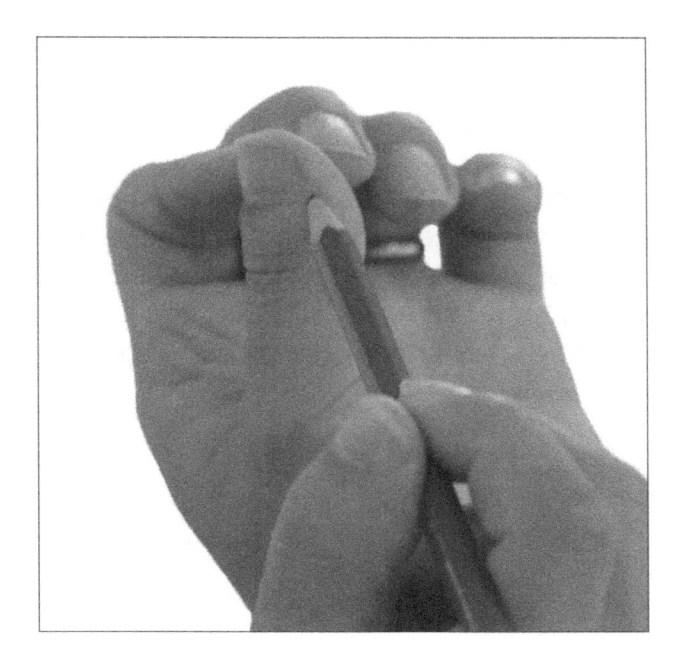

Massez vos pouces l'un après l'autre, et buvez de l'eau chaude ou une tisane afin d'aider à calmer l'irritation.

Si vous le souhaitez, à la place du massage, comme les anciens le pratiquaient, vous pouvez piquer ce point avec une aiguille désinfectée pour laisser s'échapper une goutte de sang. Cela devrait également vous soulager.

La toux — L'encombrement des bronches

Pour les toux grasses et l'encombrement des bronches, prenez la position de l'autostoppeur : bras tendu et pouce levé (pratiquez un bras après l'autre).

À l'aide d'un sèche-cheveux, réchauffez tout votre bras, du pouce jusqu'à l'épaule durant cinq à dix minutes par bras, afin d'équilibrer le traitement (il est recommandé, si possible, d'enlever son vêtement pour que le bras soit nu).

En même temps, il est important de tousser, d'ouvrir et de fermer la main, ainsi que le montrent les trois photos ci-dessous.

Note : voici comment accéder à la vidéo de cet exercice :
– via notre site www.talmastudios.com, à la page du livre ;
– directement par YouTube, en tapant « Weiming Shi 2 » ou l'adresse https://youtu.be/npwNIuJg4Gk ;
– ou grâce à votre smartphone et le code QR suivant :

La durée de cet exercice est plus longue que la plupart de ceux que nous présentons dans *Se débarrasser de ses douleurs*, car le problème à traiter est lié à un organe interne, à savoir les poumons.

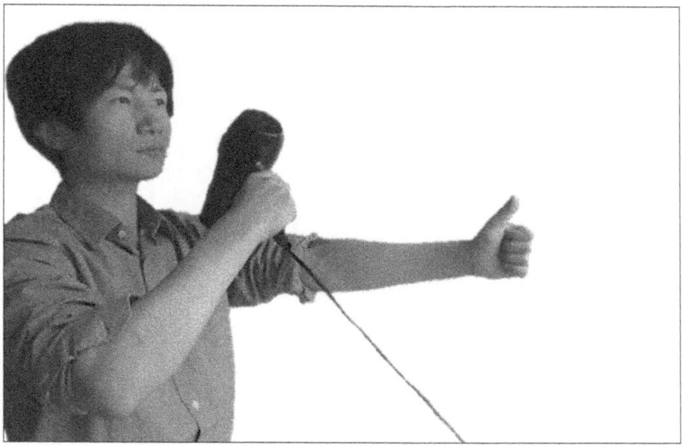

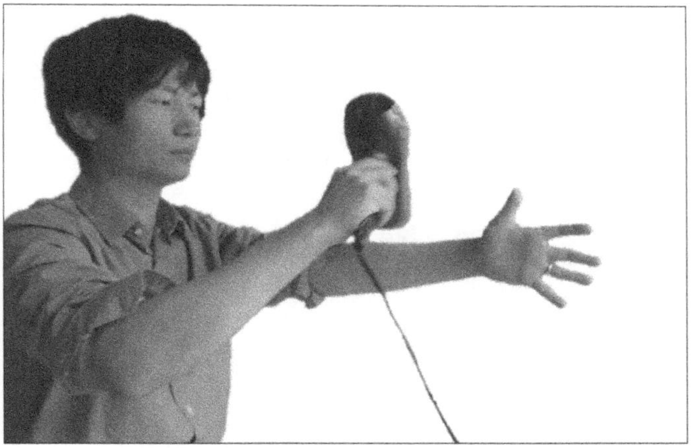

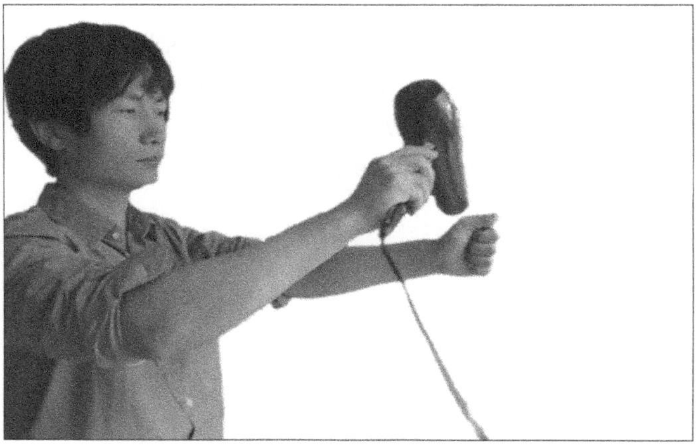

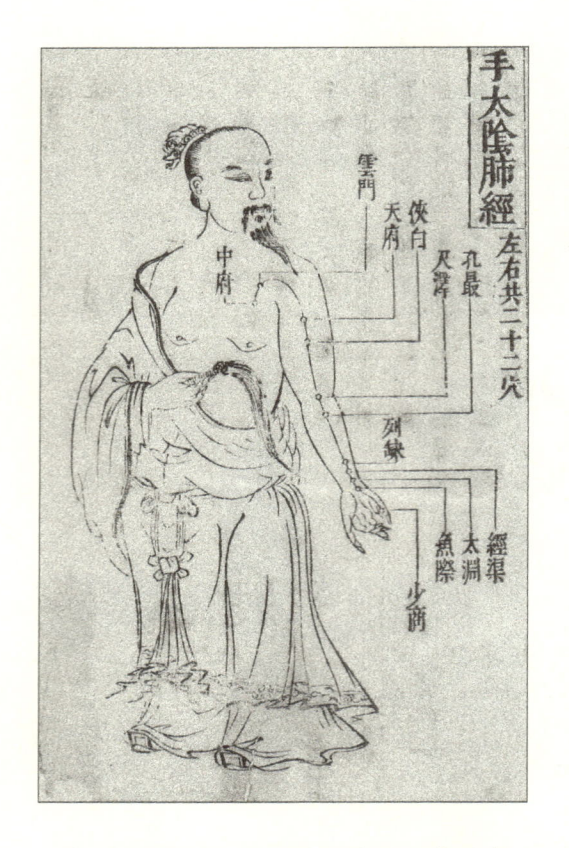

Acupuncture chinoise (17e siècle)
Le circuit du poumon
Source : Wellcome Images /
Wikimedia Commons

Le cou

Se réveiller avec des douleurs ou de la raideur dans la nuque ou le dos peut vite devenir un problème.

Sur le dos de votre main (la droite ou la gauche, ou l'une après l'autre si la première n'a pas suffi), entre votre index et votre majeur, longez le creux entre les deux os jusqu'à l'endroit où ils se rejoignent. Cette limite qui vous empêche d'aller plus loin avec votre doigt se situe presque au centre de la main.

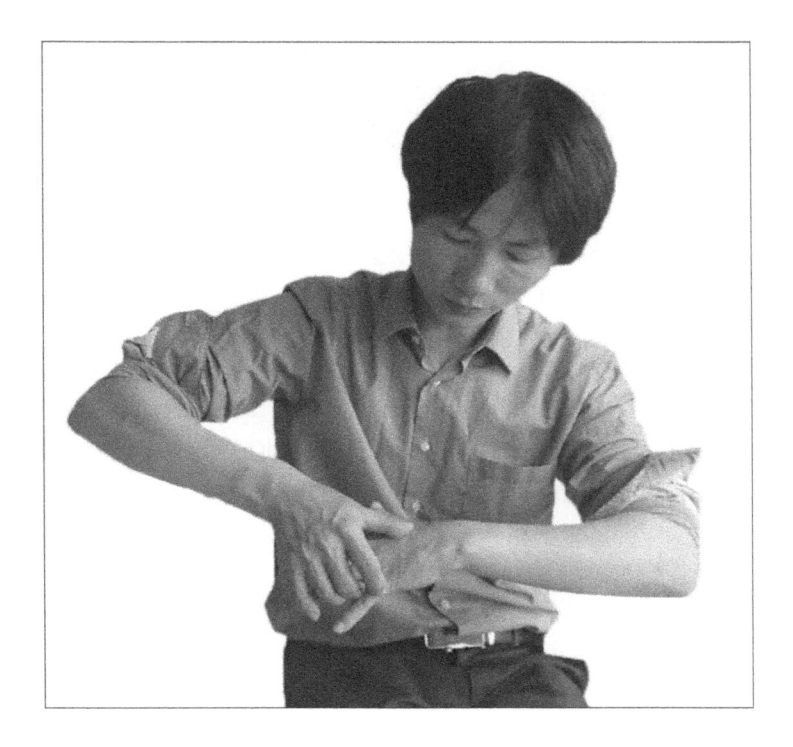

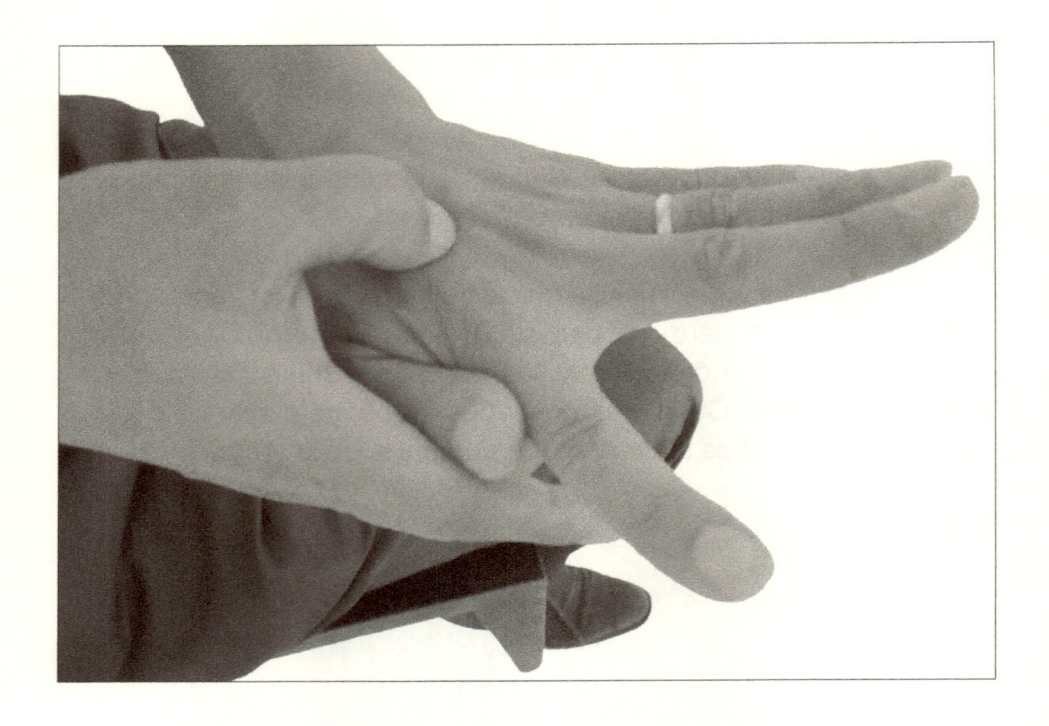

Une fois le point trouvé, utilisez le côté de votre pouce pour masser fermement la zone entre les deux os tout en tournant délicatement la tête de gauche à droite puis de droite à gauche, puis de haut en bas et de haut en bas durant deux à trois minutes.

Il est normal de ressentir une légère douleur ou une gêne dans la main durant le massage, ce qui signifie qu'il devrait être efficace.

Note : voici comment accéder à la vidéo de cet exercice :
– via notre site www.talmastudios.com, à la page du livre ;
– directement par YouTube, en tapant « Weiming Shi 3 » ou l'adresse https://youtu.be/F7IMNqeeEyA ;
– ou grâce à votre smartphone et le code QR suivant :

Le dos

Pour apaiser les douleurs dans le dos, massez votre main au niveau de la jonction des os de l'auriculaire et de l'annulaire, tout en bougeant délicatement le dos ou en vous accroupissant et vous relevant lentement deux ou trois.

<u>Note</u> : voici comment accéder à la vidéo de cet exercice :
– via notre site www.talmastudios.com, à la page du livre ;
– directement par YouTube, en tapant « Weiming Shi 4 » ou l'adresse https://youtu.be/cXKy-uquwHI (la dernière lettre est un i majuscule, pas un l) ;
– ou grâce à votre smartphone et le code QR suivant :

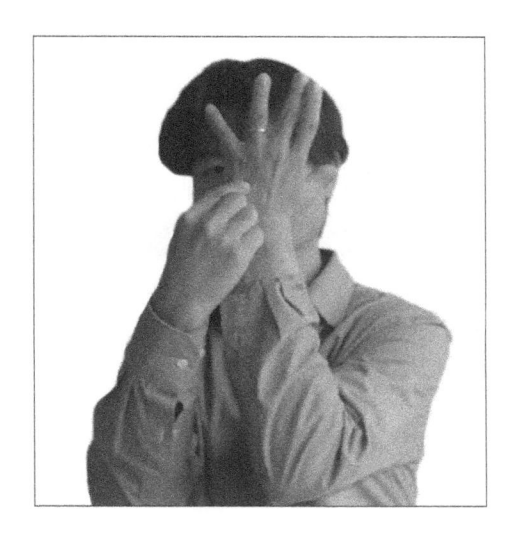

En complément, pour relancer la circulation et soulager de manière plus efficace les douleurs dans le dos, vous pouvez ajouter un massage sur le point de pression situé sur votre coude.

L'exercice est à faire successivement avec chaque bras, même si la douleur est ressentie d'un seul côté. Il se peut toutefois que l'exercice réussisse uniquement avec le massage du premier bras. Vous pouvez néanmoins masser l'autre bras, cela permettra d'équilibrer les soins apportés.

Voici la présentation de l'exercice :

Pour commencer, placez votre bras à l'horizontal :

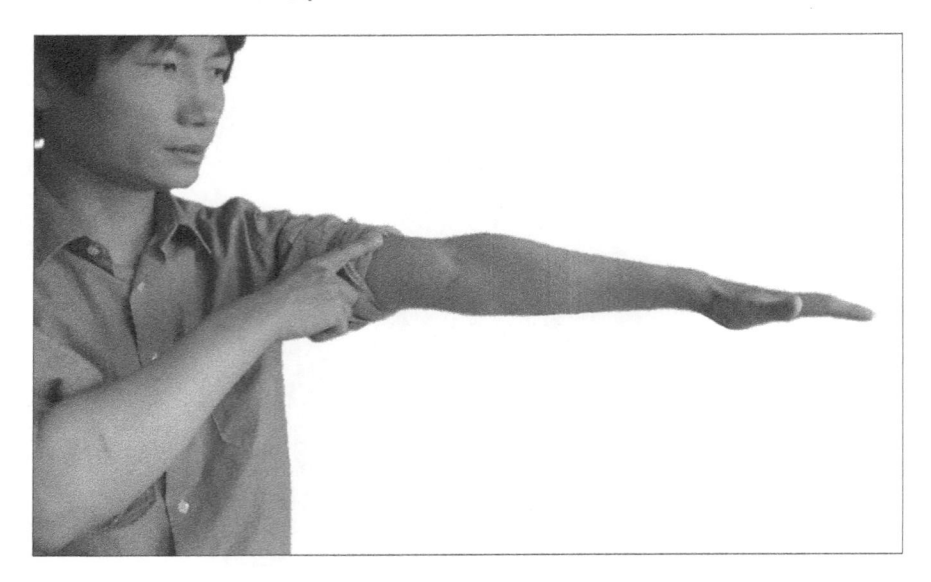

Repliez ensuite votre bras, en gardant votre paume tournée vers le sol.

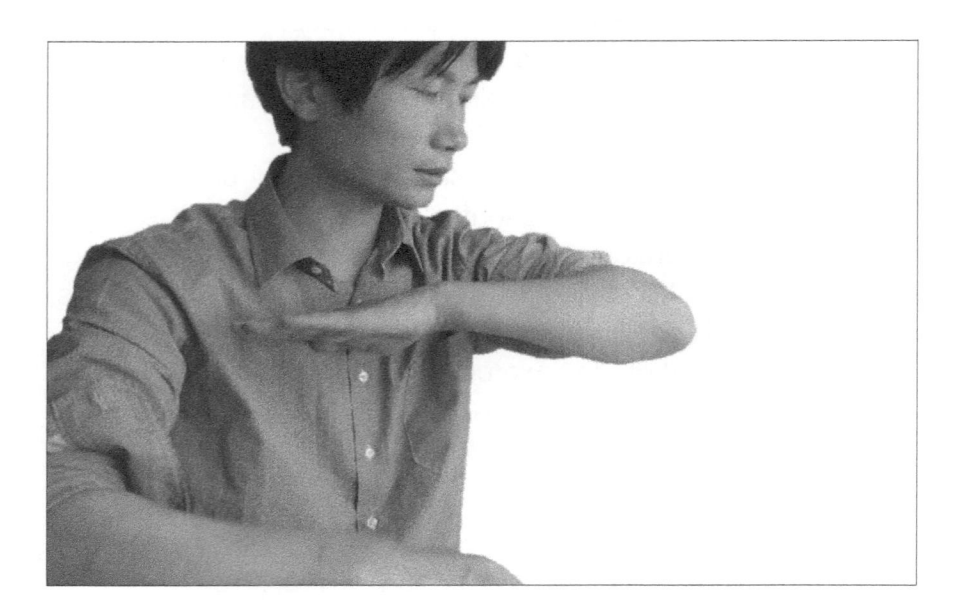

Puis comptez trois doigts à partir de votre coude pour trouver le point précis à manipuler :

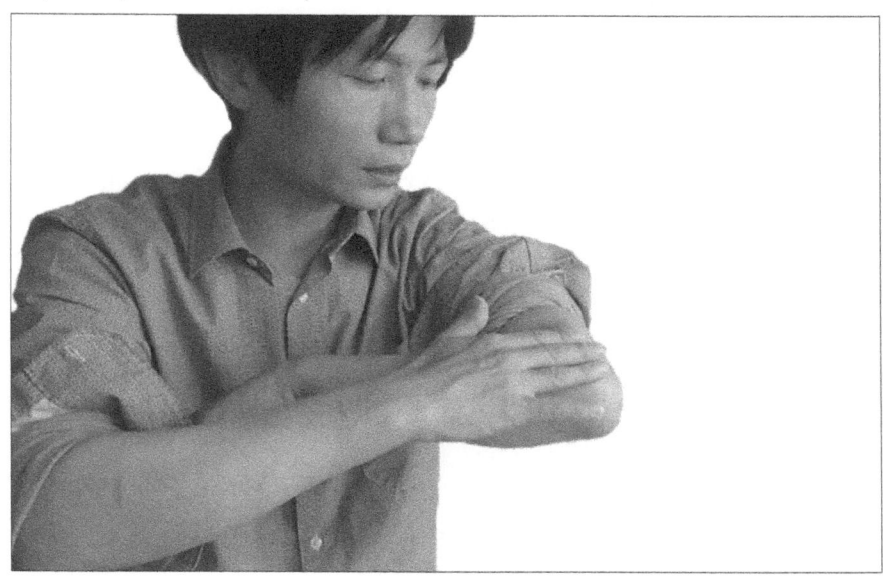

Tout en massant durant trois à cinq minutes avec votre pouce, bougez doucement votre dos et vos épaules dans tous les sens, dans le but de mieux activer le Qi.

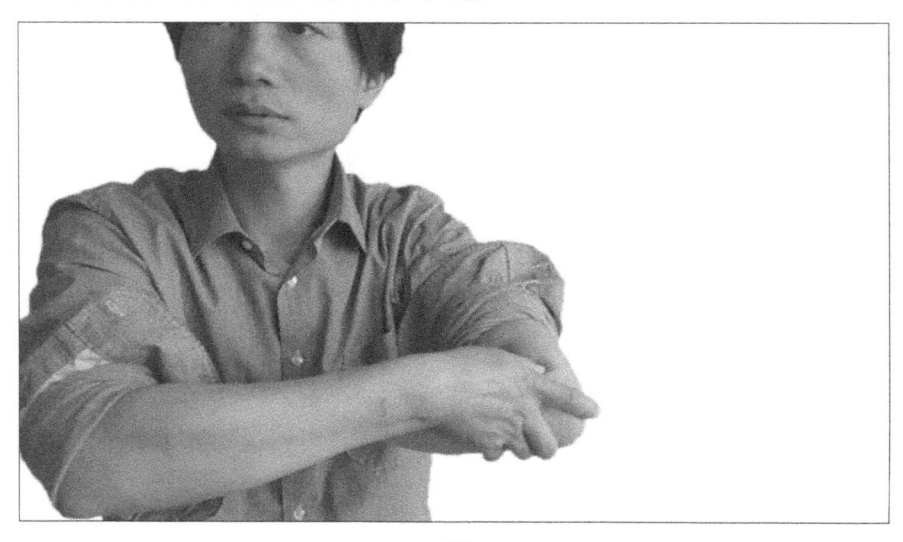

Les épaules

Lorsque l'on a mal aux épaules (par exemple, pour cause d'arthrose), c'est souvent dans le dos que la douleur trouve son origine. Pour soulager ces maux, il sera probablement nécessaire de demander l'assistance d'un proche, car il est difficile de se masser soi-même les omoplates. Pour trouver le point à masser, utilisez la méthode du tâtonnement. Cela signifie que c'est la douleur que vous ressentirez en appuyant qui vous indiquera la source du mal et donc le point à masser.

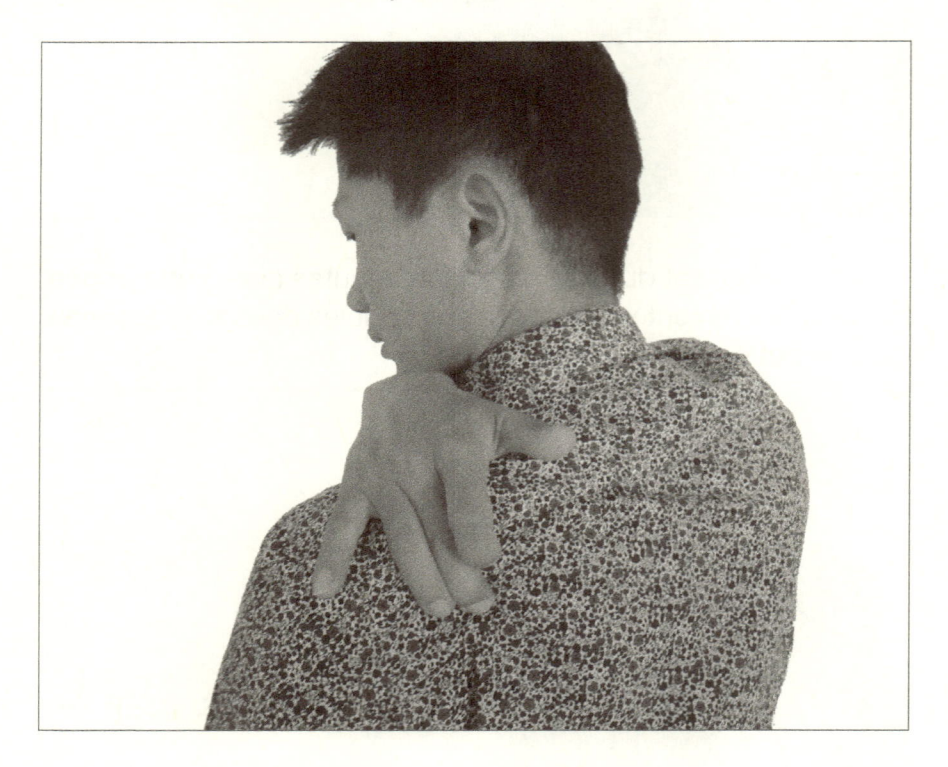

Voici une autre image pour le localiser :

Il existe un autre point pour soulager les douleurs dans les épaules. Il se situe de part et d'autre de la poitrine.

Pour le localiser, procédez comme pour les omoplates, car il provoque de la douleur en appuyant dessus.

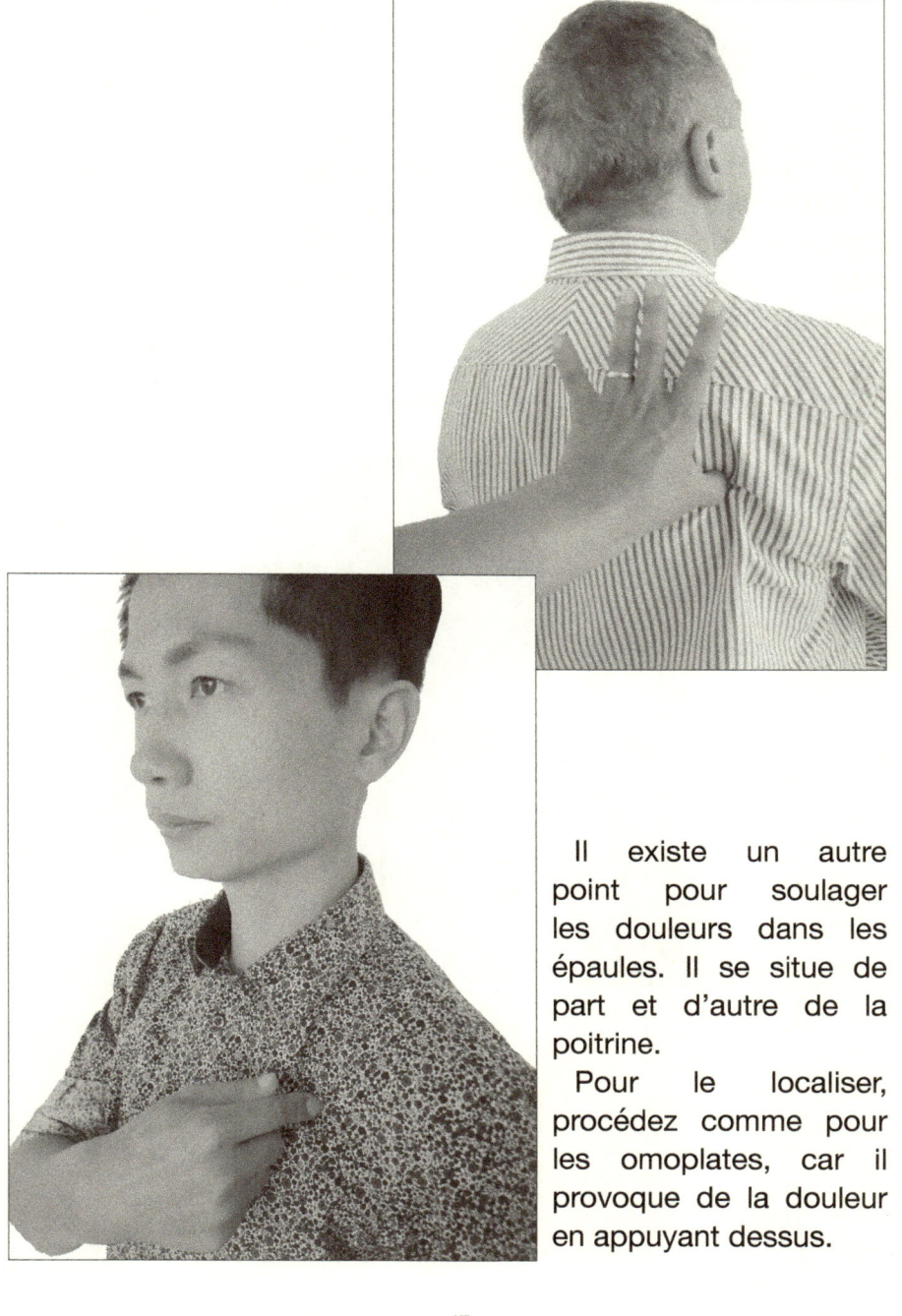

La poitrine

Si vous ressentez des difficultés à respirer ou vous sentez à l'étroit dans votre poitrine, massez la jonction des os de l'annulaire et du majeur durant quelques minutes tout en respirant très profondément. Il est également utile de tousser pendant l'exercice.

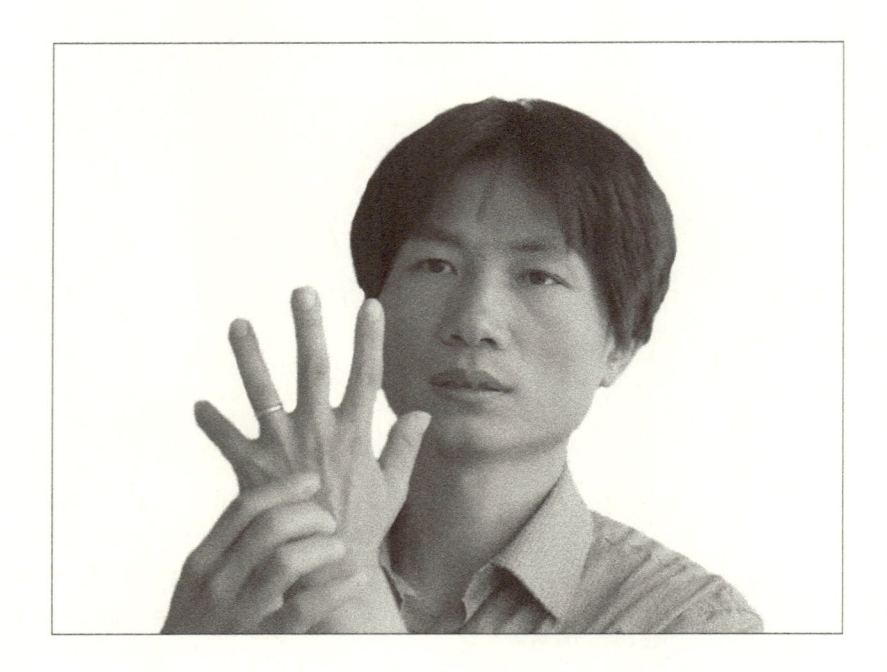

Les maux d'estomac, les vomissements, les nausées et le mal des transports

Pour vous soulager, massez doucement à deux doigts de distance de chaque côté du nombril pendant quelques minutes (il s'agit du même endroit indiqué dans la partie sur les migraines menstruelles, donc nous remettons la même image).

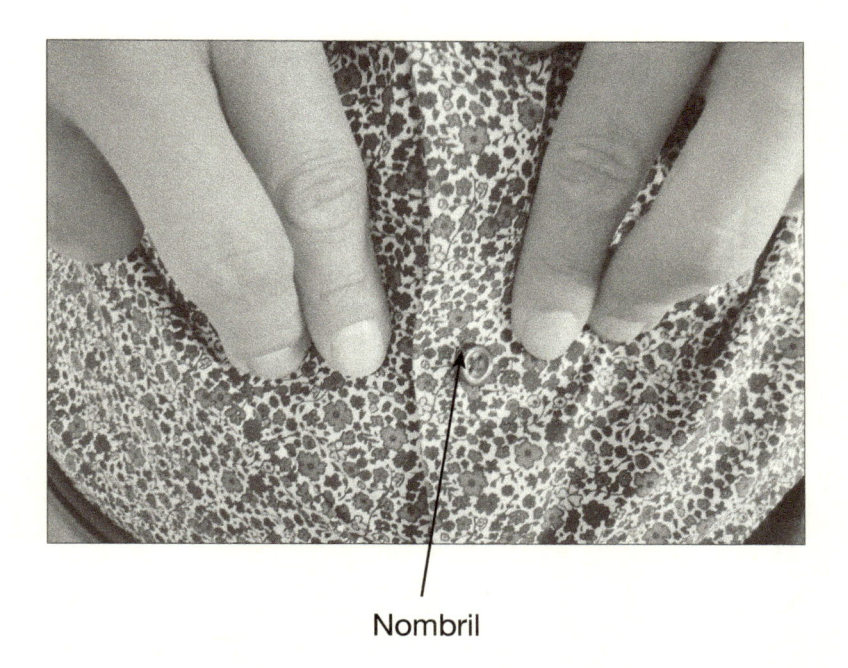

Nombril

Il existe un point spécifique pour faire disparaitre les maux d'estomac, les nausées et le mal des transports : comptez plus ou moins trois doigts à partir de la ligne intérieure du poignet et appuyez dans le prolongement de votre majeur, soit bien au centre du poignet.

Vous pouvez également chercher le point de pression en tâtonnant, car il sera douloureux au toucher. Si vous n'y parvenez pas, la précision n'est pas d'une importance capitale à votre niveau et pour ce type de massage.

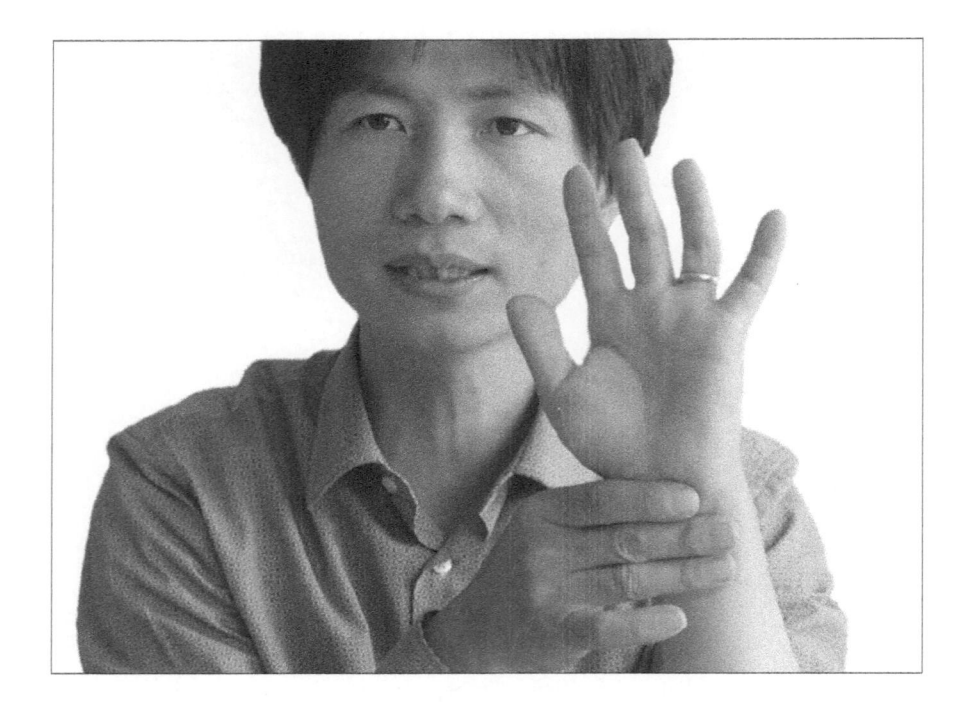

Tout en appuyant, ouvrez et fermez votre main pendant trois à cinq minutes. Vous pouvez faire l'exercice sur l'autre bras ensuite.

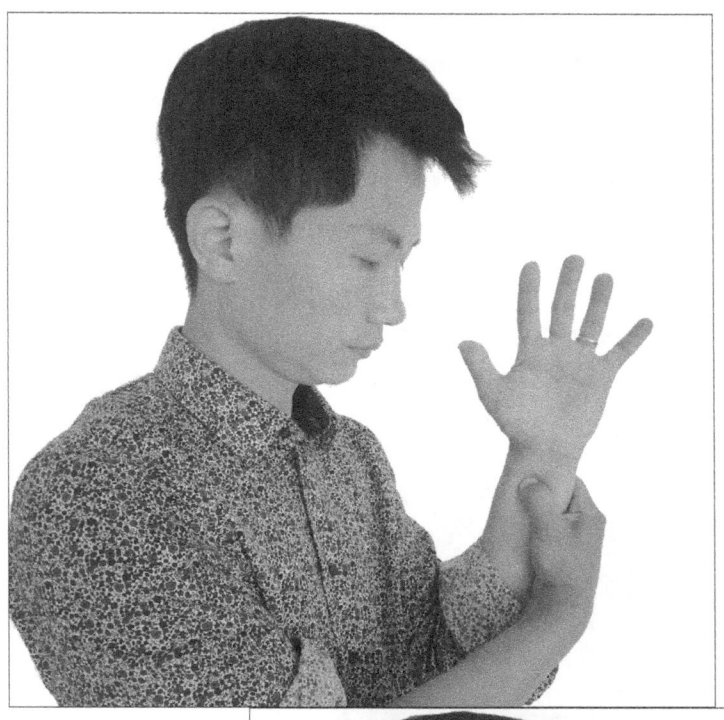

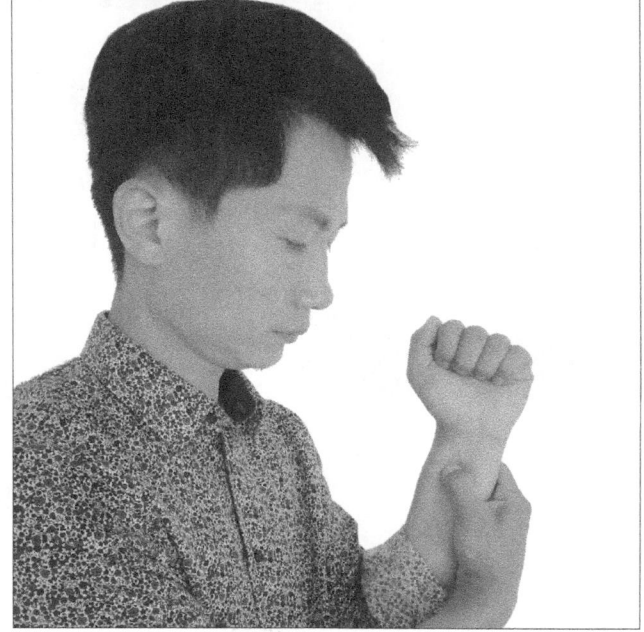

Les hanches

Étant donné la zone étendue et le large nombre de causes possibles, il est difficile de soulager les douleurs au niveau des hanches sans une connaissance approfondie des techniques d'acupuncture et de l'anatomie. Les soins à apporter seront différents selon la localisation de la douleur – plutôt devant, derrière, sur le côté, ou plus générale.

Mais, dans la plupart des cas, un massage des deux points d'acupuncture situés à l'intérieur de chaque genou pourra vous soulager temporairement. Plutôt que le faire avec les doigts, utilisez les coudes ou les poings, afin d'exercer plus de pression.

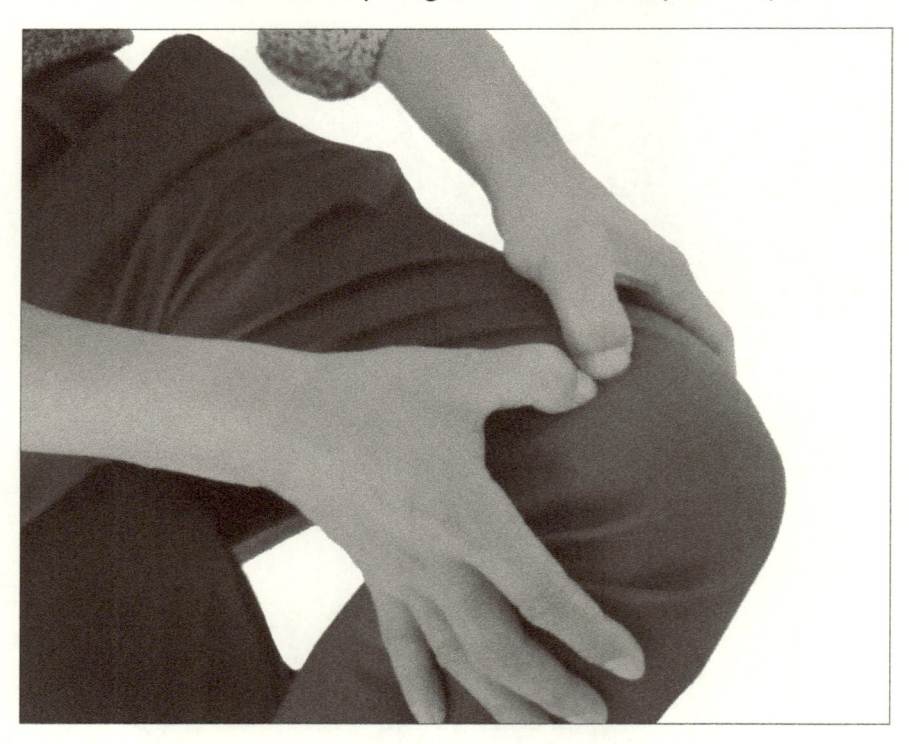

L'utilisation du coude permet d'exercer plus de pression.

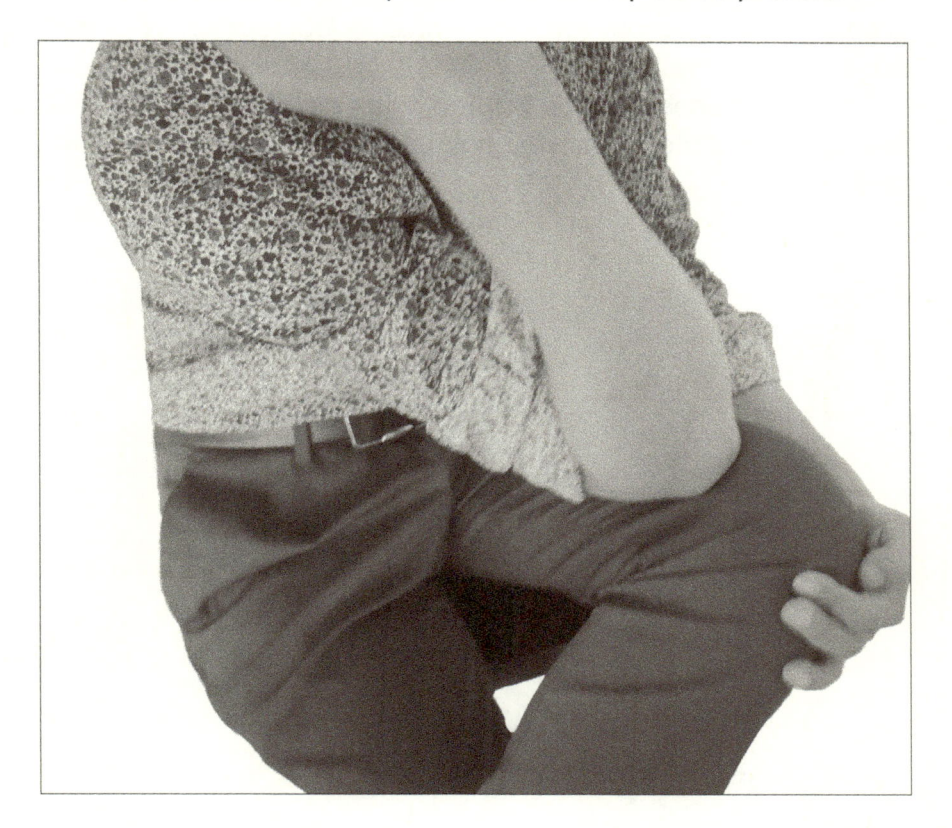

Les genoux

Si ce sont les genoux qui vous font souffrir, il faudra vous allonger sur le ventre et demander de l'aide, car la zone à masser se trouve au centre de chaque fesse et est assez large. Le point précis se situe là où vous ressentez la douleur en appuyant dessus.

L'exercice nécessitant de la force, votre assistant devra utiliser ses coudes plutôt que ses doigts pour exercer la pression suffisante.

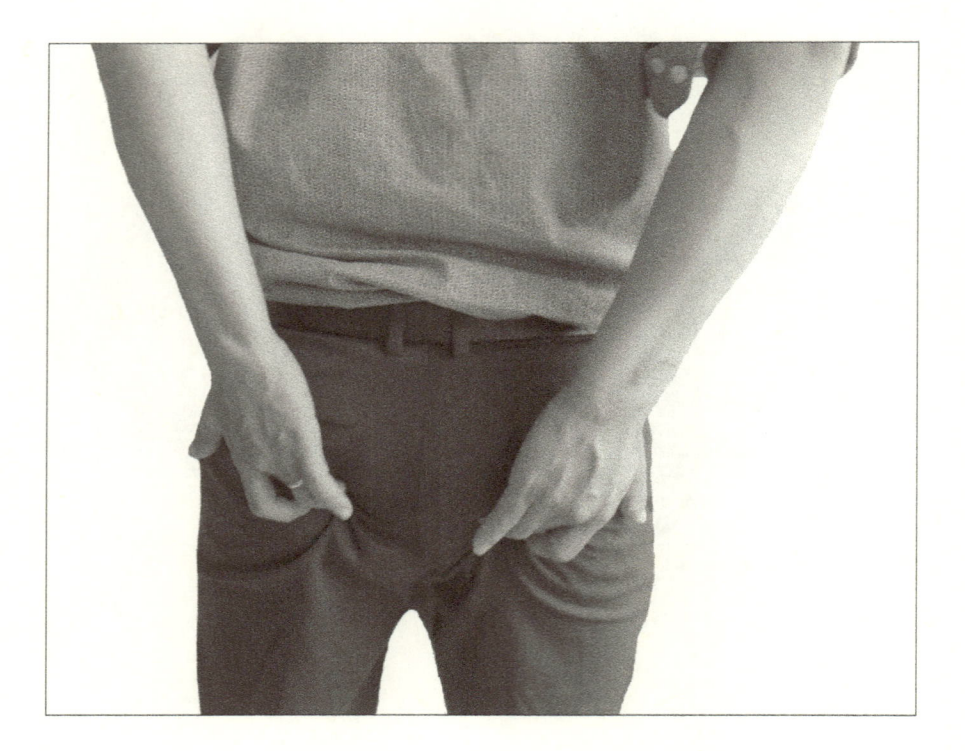

Cependant, si vous n'avez pas de partenaire disponible, vous pouvez simplement masser l'intérieur de votre cuisse du côté douloureux, à une main de votre genoux, tout en le bougeant.

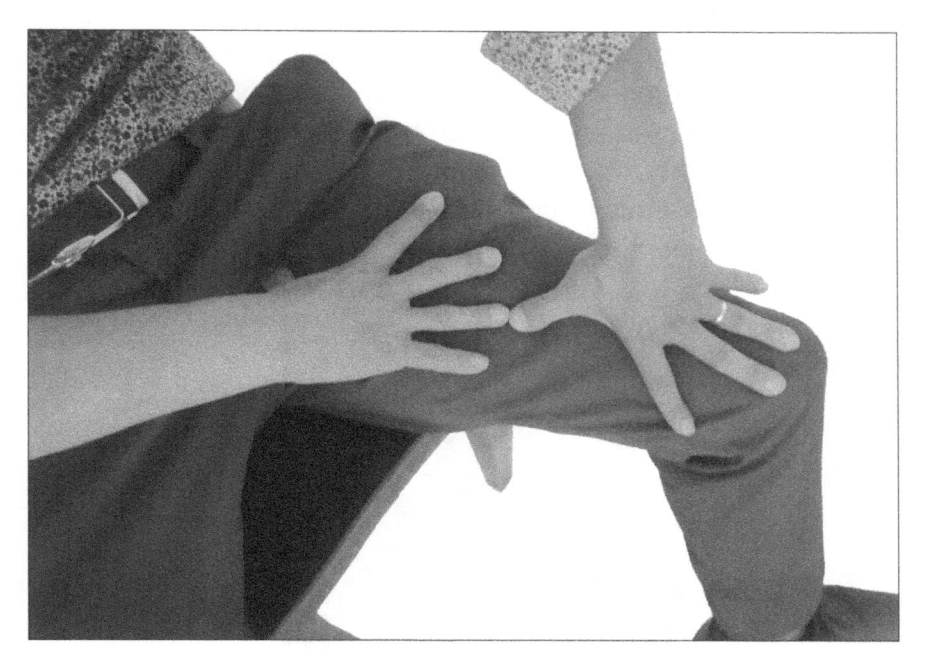

Le point à masser se situe à la jonction des deux pouces :

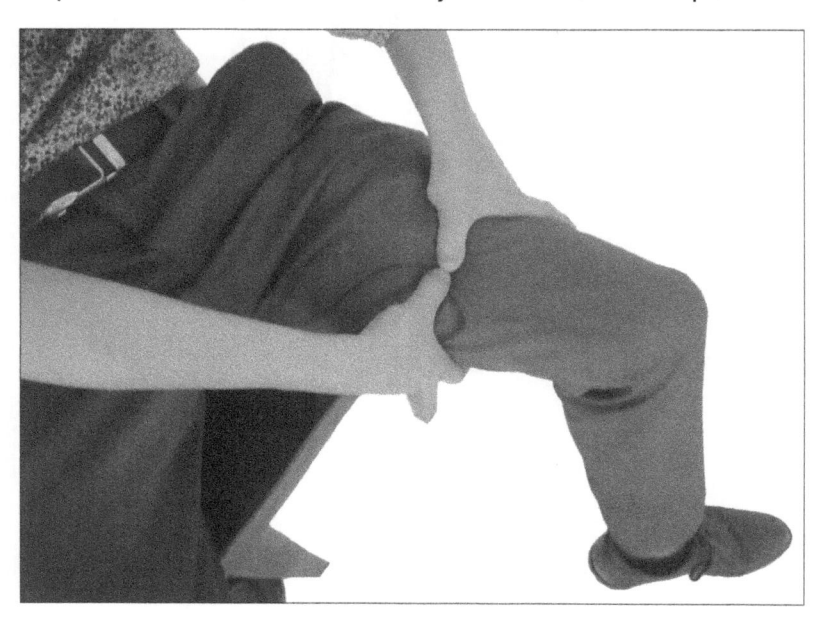

Les chevilles

Pour une douleur à cet endroit, appuyez à une distance d'environ quatre doigts au-dessus de la malléole interne, l'os qui ressort du côté intérieur de la cheville. Il est important également de bouger votre pied en même temps. L'exercice est à pratiquer pendant deux minutes au minimum.

Cet exercice est aussi utile pour les enfants lorsqu'ils se tordent la cheville en jouant.

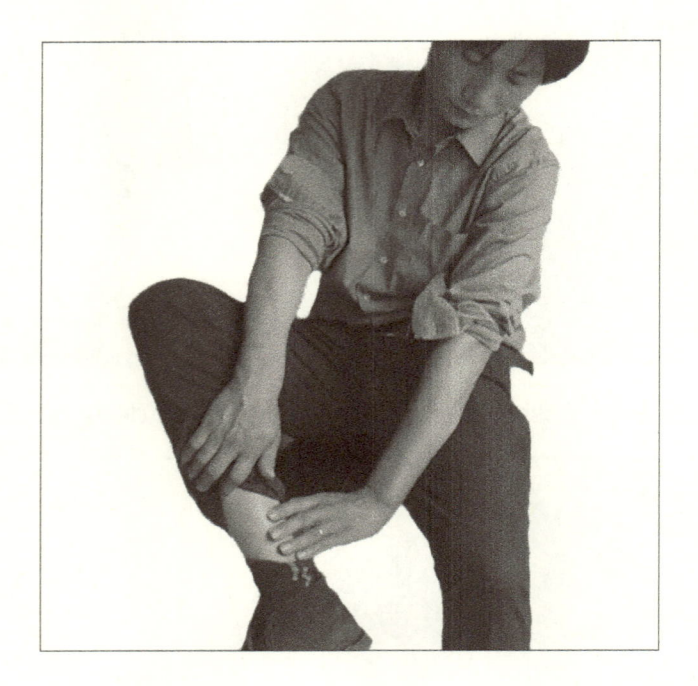

Voici le point sur lequel appuyer :

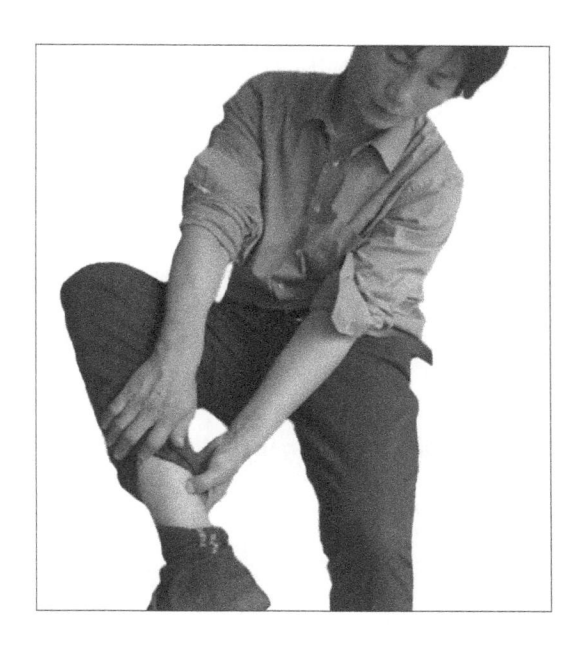

Il existe une autre possibilité pour soulager les douleurs aux chevilles : massez de chaque côté de la jambe avec deux doigts les points de pression entre le tendon d'Achille et la malléole. En même temps, bougez le pied, comme dans l'exercice précédent.

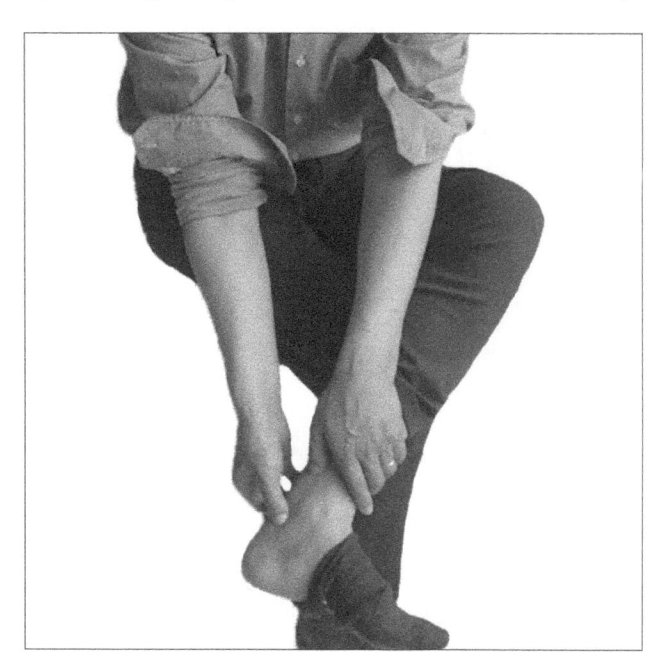

Si les deux premières méthodes ne fonctionnent pas, vous pouvez essayer avec les points sur la cuisse présentés dans la partie traitant les genoux (p. 54 et 55). Elle peut aussi résoudre le problème.

Patient manipulé pour une douleur à l'épaule

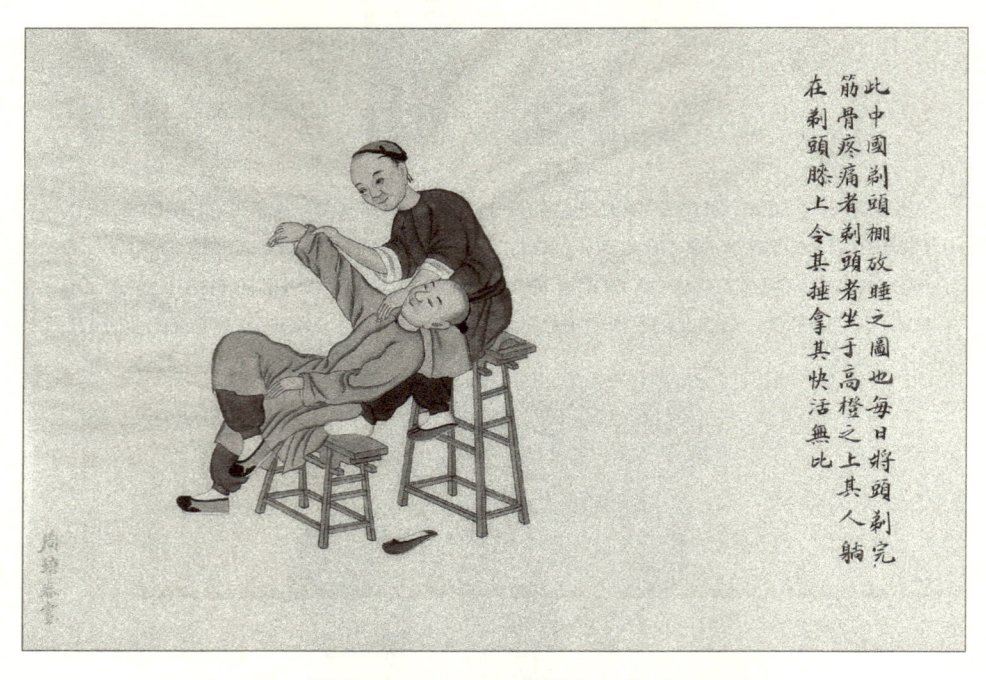

Source : Wellcome Images / Wikimedia Commons

Les pieds

Si vous vous trouvez dans l'impossibilité de poser un pied par terre, que le talon ou la voûte plantaire vous font souffrir, c'est la zone du côté du pied, sous la malléole, qu'il faudra masser pendant quelques minutes. Même si tous les massages peuvent être douloureux, celui-là l'est particulièrement, ce qui est un signe d'efficacité.

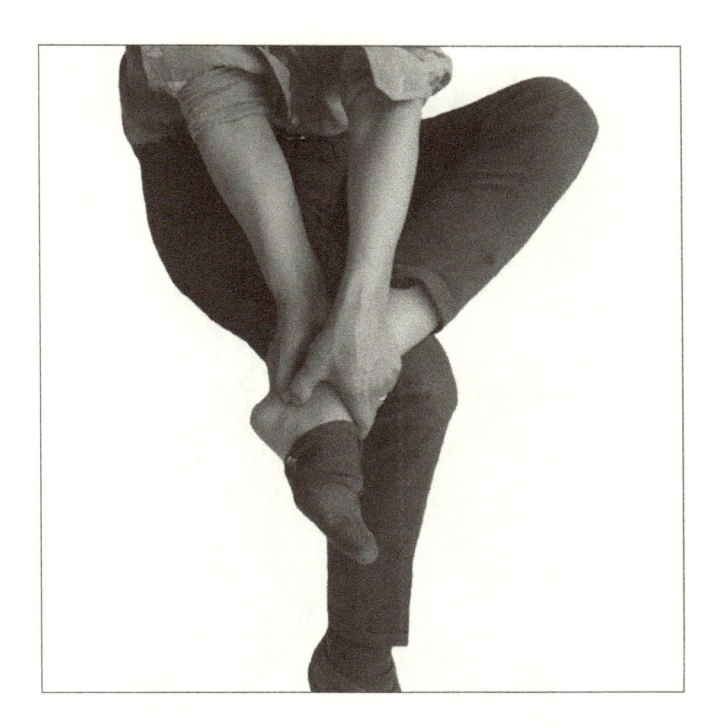

Les démangeaisons

Pour calmer les démangeaisons, y compris les piqûres de moustique, frictionnez la zone au-dessus de vos genoux, vers l'intérieur de la cuisse.

Remarque : Cet exercice soulage, mais ne fait pas forcément disparaître la cause de la démangeaison. À pratiquer de nouveau si elle réapparaît.

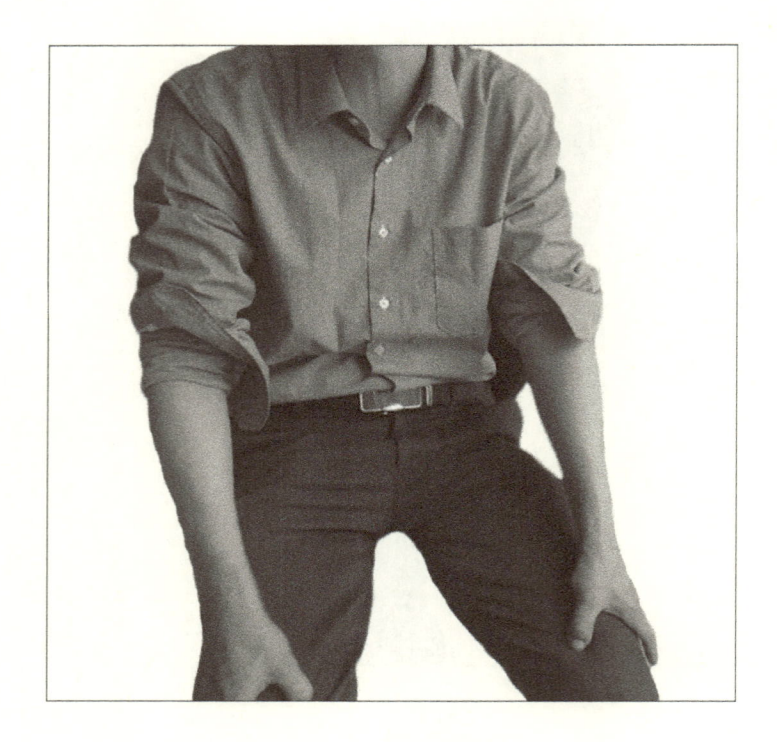

Des douleurs dans tout le corps

Si vous ressentez des douleurs dans tout le corps, c'est le signe d'une mauvaise circulation énergétique et sanguine. Il ne vous sera pas possible de la relancer seul(e) compte tenu de votre niveau de débutant dans ces pratiques. Dans ce cas, l'essentiel est d'être à l'écoute de votre corps, qui vous demande d'aller chercher de l'aide. L'intervention d'un acupuncteur, par exemple, peut alors s'avérer efficace pour que votre corps retrouve son rythme naturel.

Points de moxibustion (traité chinois)

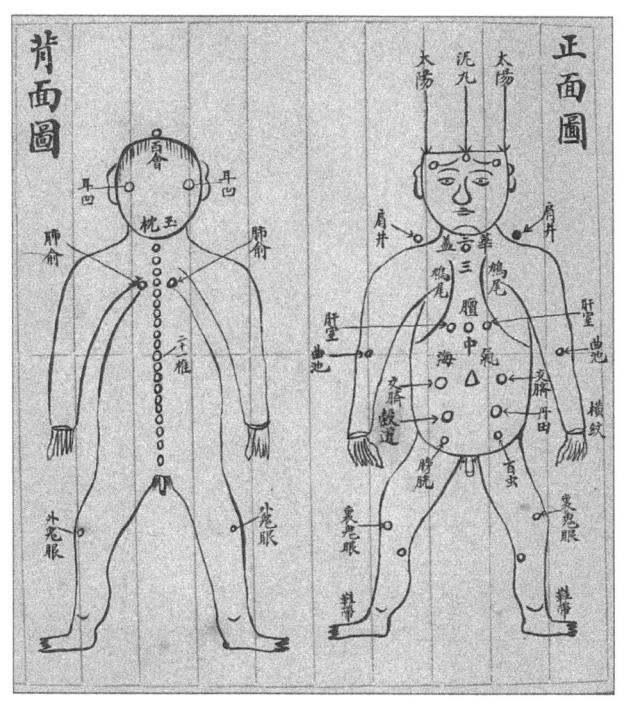

Source : Wellcome Images / Wikimedia Commons

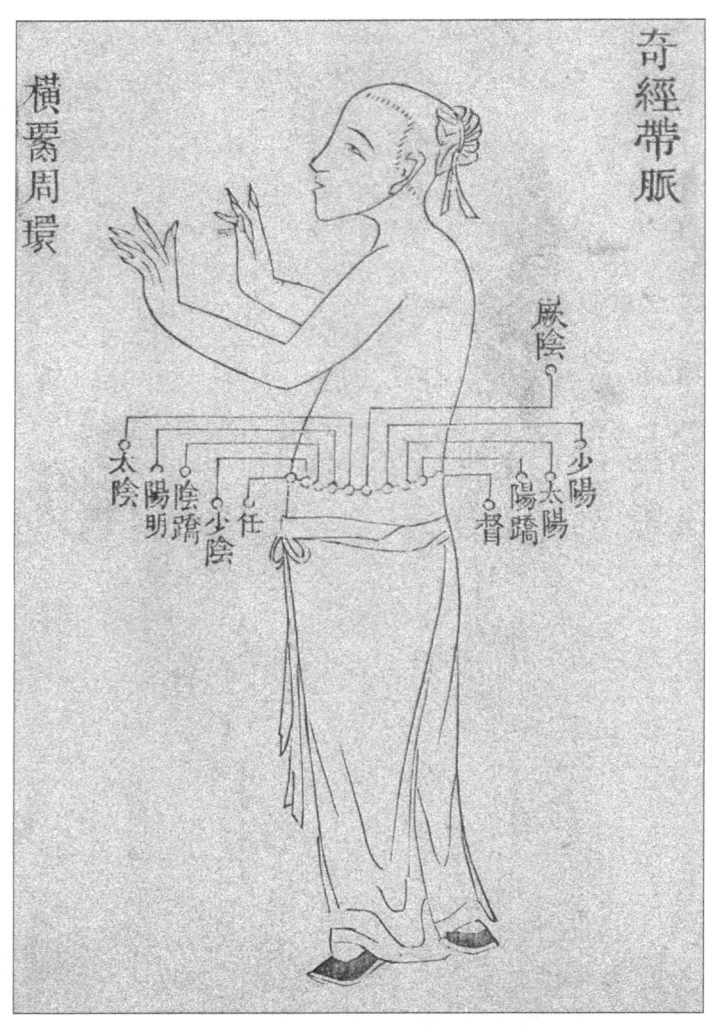

Source : Wellcome Images / Wikimedia Commons

Conclusion

Nous espérons que ce livre vous permettra de vous soulager dans le plus grand nombre de situations de la vie courante, et que les exercices proposés deviendront quasiment un réflexe en cas de douleur, pour vous et vos proches.

Dans le prochain volume de *Se débarrasser de ses douleurs*, nous aborderons l'origine des maux, les mécanismes à l'œuvre dans le processus de la douleur et celui de la guérison, mais aussi comment traiter les peines de cœur, la perte de voix et bien d'autres situations à réparer.

En attendant, portez-vous bien !

Regarder les vidéos

Même si chacune correspond à un exercice particulier, elles peuvent parfois servir dans d'autres situations.

Weiming Shi 1
https://youtu.be/M1yd2Dmg4vg

Weiming Shi 2
https://youtu.be/npwNIuJg4Gk

Weiming Shi 3
https://youtu.be/F7IMNqeeEyA

Weiming Shi 4
https://youtu.be/cXKy-uquwHI

Points de moxibustion (illustration de 1869)

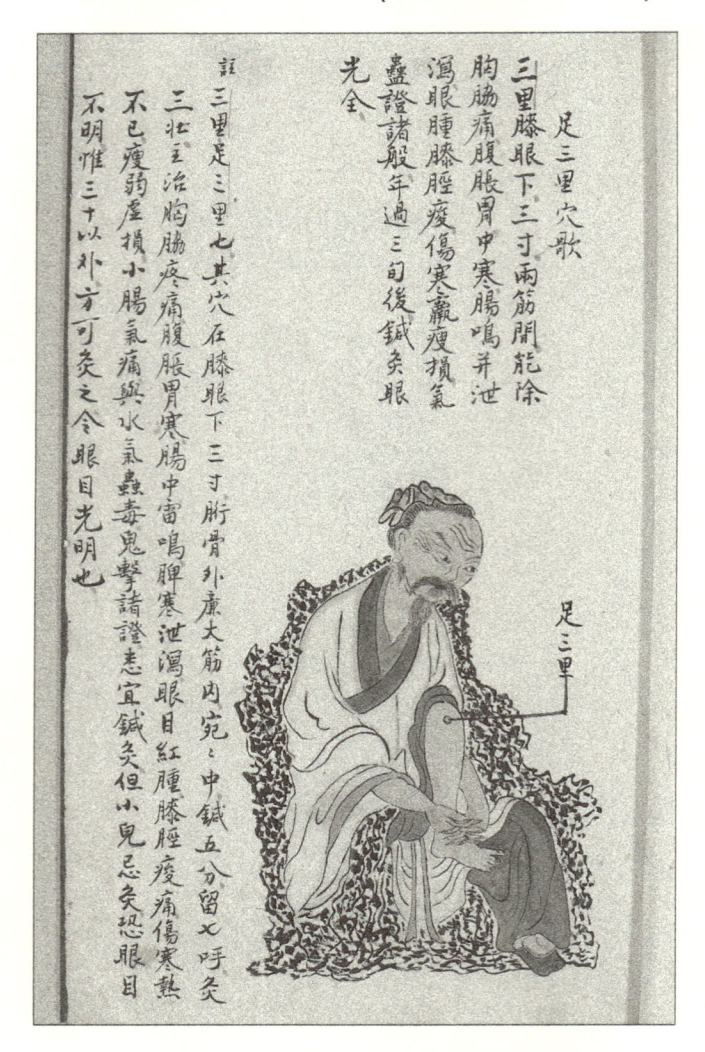

Source : Wellcome Images / Wikimedia Commons

Table des matières

Présentation	5
Introduction	7
Les migraines	14
Les migraines menstruelles	18
Les maux de tête, la zone du front et des tempes	20
Les vertiges, la tête qui tourne	22
Les yeux	25
Le nez bouché ou qui coule	27
Les oreilles et les acouphènes	29
Les dents	31
Les maux de gorge	35
La toux — L'encombrement des bronches	36
Le cou	39
Le dos	42
Les épaules	46
La poitrine	48
Les maux d'estomac, les vomissements,	49
Les hanches	52
Les genoux	54
Les chevilles	56
Les pieds	59
Les démangeaisons	60
Des douleurs dans tout le corps	61
Conclusion	63

Notes

Milton Keynes UK
Ingram Content Group UK Ltd.
UKHW032258051124
450708UK00003B/437

9 791096 132294